Onkologie heute

Herausgeber:
Christoph Zielinski, Wien
Raimund Jakesz, Wien

Christoph Zielinski
Raimund Jakesz (Hrsg.)

Mammacarcinom

SpringerWienNewYork

Univ.-Prof. Dr. Christoph Zielinski
Klinische Abteilung für Onkologie
Univ.-Klinik für Innere Medizin I
Allgemeines Krankenhaus
Wien, Österreich

Univ.-Prof. Dr. Raimund Jakesz
Klinische Abteilung für Allgemeinchirurgie
Univ.-Klinik für Chirurgie
Allgemeines Krankenhaus
Wien, Österreich

Gedruckt mit Unterstützung von: Aesca GmbH • Amgen GmbH • Bender + Co GesmbH
Bristol-Myers Squibb GesmbH • Eli Lilly Ges.m.b.H.
Novartis Pharma GmbH • Pharmacia & Upjohn Pharma-Handels-Ges.m.b.H.
Rhône-Poulenc Rorer Pharmazeutika Handels GmbH
SmithKline Beecham Pharma Ges.m.b.H. • Wyeth-Lederle Pharma GmbH
Zeneca Österreich GmbH

Satz: Herbert Hutz, A-1210 Wien
Druck: Manz, A-1050 Wien

Gedruckt auf säurefreiem, chlorfrei gebleichtem Papier – TCF
SPIN: 10681573

Mit 18 Abbildungen

ISSN 1436-1280
ISBN 3-211-83168-1 Springer-Verlag Wien New York

Geleitwort

Die Buchreihe „Onkologie heute" verfolgt das Ziel, in überschaubarer und relativ konziser Form jeweils ein Organthema oder Therapiekonzept aus der Onkologie abzuhandeln. Angesichts der Vielzahl der Informationen, der vielfachen therapeutischen Annäherungsmöglichkeiten und der Vielfalt therapeutischer Optionen schien es den Herausgebern wichtig, eine Darstellung des aktuellen „State of the Art" in Epidemiologie, Diagnostik und Therapie zu erstellen, die verbindlich angewendet und im klinischen gehobenen Alltag umgesetzt werden kann. Damit war der Wunsch verbunden, eine Optimierung des therapeutischen Standards zu erreichen. Jedes einzelne Buch dieser Reihe ist nun einem solchen Ziel gewidmet und soll sowohl für den interessierten, allgemein ausgebildeten Mediziner als auch für den Spezialisten eine Darstellung der optimalen Vorgangsweisen im Rahmen der klinischen Onkologie vornehmen.

Die Herausgeber

Vorwort

Das vorliegende Buch „Mammacarcinom", das im Rahmen der Reihe „Onkologie heute" erscheint, stellt den ersten Teil des Konzepts der Herausgeber dar, eine Darstellung in Epidemiologie, Diagnostik und Therapie des Mammacarcinoms im Sinne modernster Aspekte und einer Darstellung des „State of the Art" vorzunehmen. In diesem Sinn werden die aktuellsten, allgemein akzeptierten Vorgangsweisen der Chirurgie, der adjuvanten Therapie sowie der palliativen Behandlung des Mammacarcinoms diskutiert. Gleichzeitig werden auch epidemiologische und genetische Aspekte besprochen, die für die Beratung von Patientinnen und ihren Verwandten eine besonders große Rolle spielen. In diesem Sinn stellt das vorliegende Buch eine Empfehlung für die klinische Versorgung von Patientinnen mit Mammacarcinom und der Beratung ihrer Angehörigen dar und bringt die erwähnten Aspekte dem allgemein ausgebildeten, aber auch dem spezialisierten Arzt nahe. Wir wollen den Autoren der Kapitel danken, die ihr großes Wissen auf jedem einzelnen ihrer Spezialgebiete in eine kurze, leicht faßbare Form gebracht haben.

Die Herausgeber

Inhaltsverzeichnis

Mammacarcinom: Epidemiologie und Prävention

Christian Vutuc und *Gerald Haidinger*

1. Einleitung

Die Häufigkeit von Brustkrebs hat in den vergangenen Jahrzehnten weltweit zugenommen. In vielen Industrieländern ist dieser Tumor bereits die häufigste Krebserkrankung bzw. Krebstodesursache bei Frauen. Die höchsten Inzidenzraten werden in Europa und Nordamerika beobachtet (Coleman et al. 1993). Länder mit hoher Inzidenz weisen übereinstimmend eine hohe soziale und ökonomische Entwicklung auf sowie eine geringe Fertilität und eine lange Lebenserwartung. In Populationen mit entsprechenden Entwicklungstendenzen nimmt das Erkrankungsrisiko zu.

2. Deskriptive Epidemiologie

Die deskriptive Epidemiologie des Mammacarcinoms wird am Beispiel Österreichs dargestellt (Datenquelle: Österreichisches Statistisches Zentralamt). Die Entwicklung entspricht im wesentlichen jener in anderen Industriestaaten. Im europäischen Vergleich liegt Österreich im obersten Drittel bezüglich Inzidenz und Mortalität (Tab. 1).

2.1 Inzidenz

Im Jahr 1996 wurde in Österreich bei 4570 Frauen die Erstdiagnose eines Mammacarcinoms gestellt. Seit Ende der siebziger Jahre ist das Mammacarcinom die häufigste Krebserkrankung bei Frauen, jedes vierte neu erfaßte Malignom trägt diese Diagnose. Bei Männern ist dieser Tumor extrem selten, der Anteil an der Inzidenz beträgt gerade 0,2%. Die altersstandardisierte Inzidenzrate hat von 1983 bis 1996 in einem stufenförmigen Verlauf um insgesamt 25,3% zugenommen, von 87,3 auf

Tabelle 1. Brustkrebs in den Ländern der Europäischen Union, altersstandardisierte (Europäische Standardbevölkerung) Raten 1990 (Quelle: Österreichisches Statistisches Zentralamt 1998)

Inzidenz/100.000 Frauen		Mortalität/100.000 Frauen	
Niederlande	110,50	Großbritannien	40,37
Belgien	108,29	Luxemburg	39,56
Schweden	99,94	Dänemark	38,63
Dänemark	99,92	Schweden	38,37
Luxemburg	98,86	Belgien	37,94
Großbritannien	99,97	Irland	36,36
Irland	91,22	Österreich	32,03
Deutschland	89,85	Deutschland	31,18
Finnland	88,62	Italien	29,31
Österreich	81,85	Frankreich	28,31
Frankreich	80,10	Niederlande	25,51
Italien	73,02	Spanien	25,37
Portugal	66,73	Finnland	24,34
Spanien	61,95	Portugal	24,20
Griechenland	54,45	Griechenland	20,92

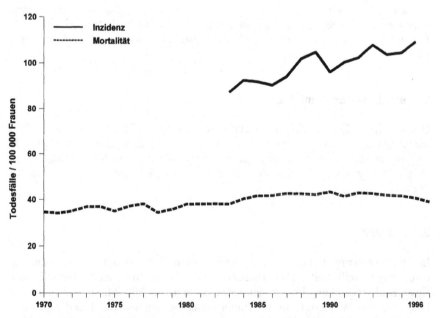

Abb. 1. Brustkrebs in Österreich, altersstandardisierte (Österreichische Bevölkerung 1991) Mortalitätsraten (1970–1997) und Inzidenzraten (1983–1996)

109,4 Neuerkrankungen pro 100.000 Frauen (Abb. 1). Im Jahr 1983 betrug das lebenslange Risiko einer Brustkrebsdiagnose 7,8%, im Jahr 1996 10,6%. Der Anstieg der Inzidenz ist in erster Linie auf das Mammographie-Screening zurückzuführen (vermehrte Früherfassung und verbesserte Prognose) und weniger auf eine echte Zunahme des Risikos (Vutuc et al. 1998).

2.2 Mortalität

Im Jahr 1997 sind in Österreich insgesamt 1651 Frauen an einem Mammacarcinom gestorben, das entspricht etwa 19% aller Krebstodesfälle bei Frauen. Verglichen mit anderen Tumorlokalisationen ist eine hohe Sterblichkeit in jüngeren Altersgruppen auffällig; ein Drittel aller Krebstodesfälle bei Frauen jünger als 40 Jahre wird durch ein Mammacarcinom verursacht. Das lebenslange Risiko, an Brustkrebs zu sterben, beträgt 3,9% oder 1 von 25 Frauen. Im Gegensatz zur Inzidenz ist es bei der Mortalität zu einer Trendumkehr gekommen (Abb. 1). Von 1970 (34,6/100.000) bis 1990 (43,5/100.000) hat die Sterblichkeit um 25,7% zugenommen und in der Folge bis 1997 (39/100.000) um 10,3% abgenommen. Dieser Rückgang ist vor allem auf eine abnehmende Sterblichkeit bei über 50jährigen Frauen zurückzuführen und steht im Einklang mit der abnehmenden Inzidenz fortgeschrittener Tumorstadien als Folge der Brustkrebsfrüherkennung (Vutuc et al. 1998).

3. Ätiologie

Es gibt noch keine einheitliche Hypothese, welche das Entstehen von Brustkrebs umfassend erklären kann. Allgemein akzeptierte Lehrmeinung ist, daß ovarielle Hormone als Wachstumsfaktoren für das Mammacarcinom von entscheidender Bedeutung sind und das Risiko über hormonelle Mechanismen beeinflußt wird. Unterschiede in den Inzidenzraten verschiedener Länder und Ergebnisse von Migrationsstudien (Inzidenzangleichung bei Einwanderern und deren Nachkommen) weisen darauf hin, daß exogene Faktoren von Bedeutung sind. In analytischen epidemiologischen Studien konnte eine Reihe von Risikofaktoren bestimmt werden, über deren ätiologische Bedeutung zum Teil ein Konsens besteht. Sie können zu folgenden Gruppen zusammengefaßt werden: Genetische und familiäre Disposition, reproduktive und hormonelle Faktoren, Ernährung, sonstige exogene Faktoren und Vorerkrankungen der Brustdrüse. Sieht man von den Merkmalen Alter und Geschlecht ab, finden sich nur bei etwa 50% der Carcinome Merkmale, die in das bestehende Risikofaktorenkonzept einzuordnen sind (Madigan et al. 1995).

3.1 Familiäre Disposition und genetische Faktoren

Die familiäre Disposition ist ein eigenständiger und je nach Konstellation sehr stark ausgeprägter Risikofaktor. Das Risiko von Frauen mit einer an Brustkrebs erkrankten Mutter oder Schwester ist zwei- bis dreimal so hoch wie jenes von Frauen ohne Familienanamnese. Bei Angehörigen zweiten Grades ist die Risikozunahme etwas schwächer ausgeprägt. Das Risiko erhöht sich um mehr als das vierfache, wenn in der Familie zwei Angehörige ersten Grades betroffen waren, ein Angehöriger ersten Grades an bilateralem Mammacarcinom erkrankt war, bzw. der Tumor bei Angehörigen ersten Grades in jungen Jahren (vor der Menopause) diagnostiziert wurde (Übersicht in Kelsey 1993; Hulka und Stark 1995).

In den letzten Jahren wurden zwei Gene (BRCA1 und BRCA2) identifiziert, die mit einem erhöhten Erkrankungsrisiko einhergehen (Miki et al.1994, Wooster et al. 1995). In Familien mit diesen Genmutationen folgt die Empfänglichkeit gegenüber Brustkrebs einem autosomal dominanten Erbgang. Ursprünglich wurde angenommen, daß das lebenslange Risiko, an Brustkrebs zu erkranken, bei Frauen mit einer BRCA1-Mutation 87% beträgt und mit einer BRCA2-Mutation 85%. Diese Frauen haben auch ein höheres Risiko, an einem Ovarialcarcinom zu erkranken (BRCA1 40–60%, BRCA2 10–20%). Neuere Untersuchungen weisen darauf hin, daß die Schätzungen möglicherweise zu hoch liegen. Man geht davon aus, daß BRCA1- und BRCA2-Mutationen für jeweils 11–17% aller hereditären Mammacarcinome verantwortlich sind. Ingesamt sollen etwa 7% aller Mammacarcinome genetisch determiniert sein (Übersicht in Hulka und Stark 1995, Blackwood und Weber 1998).

3.2 Reproduktive Faktoren

Eine Reihe reproduktiver Merkmale ist mit einem erhöhten Brustkrebsrisiko verknüpft. Die Risikozunahmen merkmal-positiver Frauen gegenüber merkmal-negativer Frauen liegen im Bereich einer Verdoppelung oder darunter. Eine frühe Menarche (vor dem 11. Lebensjahr) und eine späte Menopause (nach dem 50. Lebensjahr) erhöhen das Brustkrebsrisiko, ebenso Nulliparität und höheres Alter (30 Jahre und älter) bei der Geburt des ersten Kindes. Multiparität senkt das Risiko, nach dem 50. Lebensjahr an Brustkrebs zu erkranken. Ein protektiver Effekt wird auch dem Stillen zugeschrieben. Frauen, bei denen vor dem 40. Lebensjahr eine bilaterale Ovarectomie durchgeführt worden ist, haben in der Folge ein um 50% geringeres Risiko, an Brustkrebs zu erkranken, verglichen mit Frauen mit einer natürlichen Menopause um das 50. Lebensjahr (Übersicht in Hulka und Stark 1995, Blackwood und Weber 1998).

3.3 Kontrazeptiva und Hormonersatztherapie

In einer Reihe von Untersuchungen konnte ein geringfügig erhöhtes Risiko, vor dem 45. Lebensjahr an Brustkrebs zu erkranken, im Zusammenhang mit oralen Kontrazeptiva nachgewiesen werden. In einer gemeinsamen Analyse der Daten von 54 epidemiologischen Studien (entsprechend etwa 90% der epidemiologischen Daten zu diesem Thema) wurde diese Fragestellung neuerlich untersucht (Collaborative Group on Hormonal Factors in Breast Cancer 1996). Die Ergebnisse werden dahingehend interpretiert, daß Frauen, die 10 Jahre lang orale Kontrazeptiva (Kombinationspräparate) eingenommen haben, ein geringfügig erhöhtes Brustkrebsrisiko haben. Keine Hinweise ergaben sich für einen Langzeiteffekt; 10 Jahre nach Beendigung der Einnahme entspricht das Risiko jenem gleichaltriger Frauen, die keine oralen Kontrazeptiva verwendet haben.

Eine Zunahme des Brustkrebsrisikos wird auch im Zusammenhang mit einer Hormonersatztherapie (Östrogene, Gestagene) beobachtet. In einer Metaanalyse wurden die Daten von 51 Studien zu dieser Fragestellung neuerlich analysiert (Beral et al. 1997). Ein erhöhtes Risiko konnte bei Langzeittherapie bestätigt werden. Bei Frauen, die über 5 Jahre mit Hormonen behandelt wurden, erhöhte sich das Brustkrebsrisiko um 35%. Nach Beendigung der Therapie nimmt das Risiko wieder ab und entspricht nach 5 Jahren dem Risiko gleichaltriger Frauen, die nicht mit Hormonen behandelt wurden.

3.4 Ernährung und assoziierte Faktoren

Internationale Unterschiede in der Inzidenz des Mammacarcinoms und Tierversuche lassen Zusammenhänge zwischen Ernährungsfaktoren und Brustkrebsrisiko plausibel erscheinen. Diese Hinweise werden von Korrelationsstudien unterstützt, die einen starken Zusammenhang zwischen Prokopf-Verbrauch bestimmter Nahrungsmittel mit der Brustkrebssterblichkeit zeigen. Aus diesen Studien kann eine Risikoerhöhung durch eine fettreiche Ernährung (tierische Fette) abgeleitet werden sowie eine protektive Wirkung durch eine Ernährung reich an Obst und Gemüse. Analytische epidemiologische Untersuchungen ergaben jedoch teilweise sehr divergierende Ergebnisse. Eine internationale Expertenkommission hat die vorliegende Literatur zur Fragestellung Krebs und Ernährung analysiert und den Stand des Wissens wie folgt zusammengefaßt (World Cancer Research Fund – American Institute of Cancer Research 1997).

Zunahme des Brustkrebsrisikos:

–   Ein Zusammenhang mit raschem Körperwachstum und überdurchschnittlicher Körpergröße gilt als gesichert.
–   Ein Zusammenhang mit starkem Übergewicht (nach der Menopause), Gewichtszunahme im Erwachsenenalter und Alkoholkonsum gilt als wahrscheinlich.
–   Ein Zusammenhang mit Fettkonsum insgesamt, Konsum tierischer Fette/gesättigter Fettsäuren und Fleisch gilt als möglich.
–   Für die Beurteilung eines Zusammenhangs mit tierischem Eiweiß reichen die vorliegenden Daten nicht aus. Gleiches gilt für den Zusammenhang mit Insektiziden (DDT-Rückstände in der Nahrung).

Abnahme des Brustkrebsrisikos:

–   Ein Zusammenhang mit Gemüse- und Obstkonsum gilt als wahrscheinlich.
–   Ein Zusammenhang mit Polysacchariden/Ballaststoffen und Carotinoiden gilt als möglich, ebenso mit körperlicher Aktivität.
–   Für die Beurteilung eines Zusammenhangs mit der Aufnahme/dem Konsum von Vitamin C, Isoflavonen und Fisch reichen die vorliegenden Daten nicht aus.

Kein Einfluß auf das Brustkrebsrisiko wird für Kaffee als gesichert angesehen, für Cholesterin als wahrscheinlich und für einfach und mehrfach gesättigte Fettsäuren, Retinol, Vitamin E, Geflügelfleisch und Tee als möglich.

3.5 Tabakkonsum

Zigarettenrauchen ist die wichtigste Ursache für das Entstehen einer Reihe von Krebserkrankungen. Eine diesbezügliche Wirkung ist beim Mammacarcinom nicht eindeutig belegbar. In einigen Studien wurde eine protektive Wirkung beobachtet, die mit einer möglichen antiöstrogenen Wirkung von Rauchinhaltsstoffen erklärt wird. In einer neuen Untersuchung wurde diese protektive Wirkung bei genetisch determinierten Carcinomen nachgewiesen (Brunet et al. 1998). Frauen mit BRCA1- und BRCA2-Mutationen, die länger als 4 Jahre Zigaretten geraucht haben, weisen ein um 54% geringeres Risiko auf als Frauen mit diesen Genmutationen, die niemals geraucht haben.

3.6 Ionisierende Strahlen und andere Umweltbelastungen

Die Fragestellung „ionisierende Strahlen und Brustkrebsrisiko" ist aus der Sicht der Mammographie von Interesse. Ein entsprechender Zusammenhang konnte in epidemiologischen Studien nicht nachgewiesen werden. Die extrem niedrige Strahlendosis moderner Geräte stellt sicher, daß durch die Inanspruchnahme der Mammographie das Brustkrebsrisiko nicht erhöht wird.

Abgeleitet aus Beobachtungen an Wildtierpopulationen wird ein möglicher Zusammenhang zwischen hormonell wirksamen Umweltchemikalien (Umwelt-Östrogene) und einem Krebsrisiko auch für den Menschen diskutiert. Ein kausaler Zusammenhang zwischen der Exposition gegenüber Umwelt-Östrogenen und dem Risiko, an Brustkrebs zu erkranken, konnte für den Menschen bislang nicht bewiesen werden (Übersicht in Bursch et al. 1996).

In der Öffentlichkeit werden auch nicht-ionisierende Strahlen (elektromagnetische Felder) mit einer Zunahme des Krebsrisikos diskutiert. Eine epidemiologische Studie konnte einen solchen Zusammenhang für Brustkrebs nicht nachweisen (Vena et al. 1991).

3.7 Biologische Faktoren

Bestimmte Erkrankungen der Brustdrüse gehen mit einem erhöhten Carcinomrisiko einher. Hohe relative Risiken (verdoppelt bis verfünffacht) wurden bei proliferativer Mastopathie mit atypischer Hyperplasie beobachtet. Frauen, bei denen die Mammographie diffuse oder noduläre Verdichtungen zeigt, tragen ein erhöhtes Brustkrebsrisiko; sind mehr als 75% des Brustvolumens betroffen, erhöht sich das relative Risiko um das drei- bis vierfache. Ein um mehr als sechsfach erhöhtes Risiko haben Frauen mit einem Carcinoma lobulare in situ (Übersicht in Hulka und Stark 1995, Blackwood und Weber 1998).

4. Prävention

Unter dem Begriff „Prävention" werden die Bereiche primäre Prävention (Krankheitsverhütung), sekundäre Prävention (Krankheitsfrüherkennung) und tertiäre

Prävention (Nachsorge) zusammengefaßt. Aus epidemiologischer Sicht sind die primäre und sekundäre Prävention von Bedeutung, da sie bei bevölkerungsbezogener Umsetzung die Inzidenz und Mortalität einer Krankheit positiv beeinflussen.

4.1 Primäre Prävention

Das Mammacarcinom bietet nur wenige Möglichkeiten zur Krankheitsverhütung, da viele Risikofaktoren endogener Natur und daher sehr schwierig zu beeinflussen sind. Für eine bevölkerungsbezogene Umsetzung können nur jene Faktoren in Betracht gezogen werden, die unter dem Begriff „Lebensstilfaktoren" zusammengefaßt werden. Diese Faktoren sind beim Mammacarcinom nur von untergeordneter Bedeutung. Wegen des weit gefächerten präventiven Potentials im Bereich der Krebserkrankungen insgesamt und der nicht malignen chronischen Erkrankungen sollte die Bevölkerung – auch aus der Sicht der Brustkrebsprävention – mit Nachdruck über eine „gesunde Lebensweise" informiert werden. Ziele sind: Ausgewogene Ernährung (kalorienreduziert, fettarm, viel Gemüse und Obst), geringer Alkoholkonsum, Tabakabstinenz und ausreichende körperliche Bewegung.

Auch im Bereich der kurativen Medizin können präventive Maßnahmen auf individueller Basis umgesetzt werden: Vermeidung von Langzeitgabe oraler Kontrazeptiva mit hohem Östrogengehalt bei Frauen jünger als 25 Jahre und sorgfältiger Umgang mit der Hormonersatztherapie (keine Langzeitsubstitution). Auf klinischer Ebene wird die Möglichkeit einer Chemoprävention mittels Tamoxifen (Antiöstrogen) bei Frauen mit hohem Risiko diskutiert, wobei jedoch noch viele Fragen offen sind (kann die Mortalität gesenkt werden, Langzeitnutzen-Risiko-Abwägung, Langzeitcompliance, Definition und Erfassung von Frauen mit hohem Risiko).

4.2 Sekundäre Prävention

In kontrollierten randomisierten prospektiven Studien und Fall-Kontroll-Studien konnte nachgewiesen werden, daß durch regelmäßige Früherkennungsuntersuchungen mittels Mammographie die Brustkrebssterblichkeit reduziert werden kann (Shapiro et al. 1990, Törnberg et al. 1994, de Koning et al. 1995, Taber et al. 1995). Eindeutig dokumentiert ist dies für Frauen im Alter von 50–74 Jahren. Weniger gut belegt ist der Wert des Screenings für Frauen im Alter von 40–49 Jahren.

In Österreich wird die Mammographie im Rahmen der jährlichen Gesundenuntersuchung seit 1974 angeboten und seit 1980 im Sinne eines Massenscreenings von den Gesundheitsbehörden explizit empfohlen. Die Screeningsituation in Österreich, wie auch in vielen anderen Ländern, ist als „opportunistisches Screening" zu bezeichnen, da keine entsprechend koordinierten und dokumentierten bevölkerungsbezogenen Programme aufgebaut wurden. Wie aus Abb. 1 ersichtlich ist, nimmt die Mortalität seit 1990, bei weiter ansteigender Inzidenz, ab. Die Trendanalyse der Tumorstadien (Vutuc et al. 1998) zeigt, daß die Erfassung von Stadium-I-Tumoren (auf die Brustdrüse begrenzt, Durchmesser weniger als 20 mm) bei Frauen im Altersbereich von 40 bis 79 Jahren analog zur Gesamtinzidenz zugenommen hat, hingegen die Erfassung fortgeschrittener Tumore (Stadium II + III)

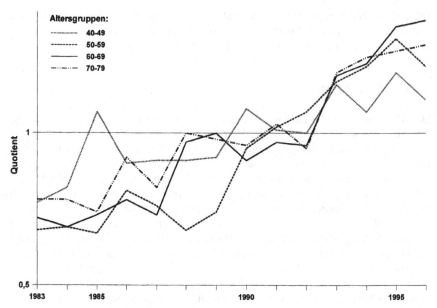

Abb. 2. Brustkrebsinzidenz, altersspezifische (10-Jahres-Altersgruppen) Quotienten von Stadium-I- gegenüber Stadium-II + III-Tumoren zum Zeitpunkt der Diagnose, Österreich 1983–1996

abnimmt; entsprechend ergibt sich eine Verbesserung des Quotienten von Stadium I zu Stadium II + III (Abb. 2). Die Untersuchung zeigt, daß auch mittels opportunistischem Mammographie-Screening die Brustkrebssterblichkeit gesenkt werden kann.

Literatur

[1]   Beral V, Bull D, Doll R, et al. (1997) Breast cancer and hormone replacement therapy: Collaborative reanalysis of data from 51 epidemiological studies of 52705 women with breast cancer and 108411 women without breast cancer. Lancet 350: 1047–1059

[2]   Blackwood A, Weber BL (1998) BRCA1 and BRCA2: From molecular genetics to clinical medicine. J Clin Med 16: 1969–1977

[3]   Bursch W, Vutuc Ch, Parzefall W, et al. (1996) Erhöhen hormonell-wirksame Umweltchemikalien das Krebsrisiko? In: Umweltbundesamt (Hrsg.) Umweltchemikalien mit hormoneller Wirkung. Eine Standortbestimmung für Österreich. Bundesministerium für Umwelt, Jugend und Familie, Wien, S. 57–68

[4]   Collaborative Group on Hormonal Factors in Breast Cancer (1996) Breast cancer and hormonal contraceptives. Collaborative reanalysis of individual data on 53297 women with breast cancer and 100239 women without breast cancer from 54 epidemiological studies. Lancet 347: 1713–1727

[5]   Coleman MP, Esteve J, Damiecki P, et al. (1993) Trends in Cancer Incidence and Mortality. International Agency for Research on Cancer, Lyon. IARC Scientific Publications No 121

[6] Hulka BS, Stark AT (1995) Breast cancer: Cause and prevention. Lancet 346: 883–887

[7] Kelsey JL (1993) Breast cancer epidemiology: Summary and future directions. Epidemiologic Rev 15: 256–263

[8] de Koning HJ, Boer R, Warmerdam PG, Beemsterboer PMM, et al. (1995) Quantitative interpretation of age-specific mortality reductions from the Swedish breast cancer-screening trials. J Natl Cancer Inst 87: 1217–1223

[9] Madigan M, Ziegler R, Benichon C, et al. (1995) Proportion of breast cancer cases in the United States explained by well established risk factors. J Natl Cancer Inst 87: 1681–1683

[10] Miki Y, Swensen J, Shattuck-Eidens D, et al. (1994) A strong candidate for the breast and ovarian cancer susceptibility gene BRCA1. Science 266: 66

[11] Shapiro S, Strax P, Venet L (1990) Evaluation of periodic breast cancer screening with mammography: Methodology and early observations. Cancer 40: 111–125

[12] Tabar L, Fagerberg G, Chen HH, et al. (1995) Efficacy of breast cancer screening by age. Cancer 75: 2507–2517

[13] Törnberg S, Carstensen J, Hakulinen T, et al. (1994) Evaluation of the effect on breast cancer mortality of population based mammography screening programmes. J Med Screen 1: 184–187

[14] Vena JE, Graham S, Hellmann R, et al. (1991) Use of electric blankets and risk of postmenopausal breast cancer. Am J Epidemiol 134: 180–185

[15] Vutuc Ch, Haidinger G, Waldhoer T (1998) Prevalence of self-reported screening mammography and impact on breast cancer mortality in Austria. Wien Klin Wochenschr 11: 485–490

[16] Wooster R, Bignell G, Lancester J, et al. (1995) Identification of the breast cancer susceptibility gene BRCA2. Nature 378: 789

[17] World Cancer Research Fund – American Institute of Cancer Research (1997) Food, Nutrition and the Prevention of Cancer: A Global Perspective. Banta Book Group, Mebasha USA, S. 252

Korrespondenz: Prof. Dr. Christian Vutuc, Prof. Dr. Gerald Haidinger, Abteilung für Epidemiologie, Institut für Tumorbiologie – Krebsforschung der Universität Wien, Borschkegasse 8a, A-1090 Wien, Österreich. Tel.: +43-1-4277-65180 (Vutuc), Fax: +43-1-4277-65198, E-Mail: christian.vutuc@univie.ac.at

Genetik des Mammacarcinoms

Teresa Wagner, Gudrun Langbauer, Elisabeth Fleischmann und *Ernst Kubista*

1. Einführung

Der Nachweis, daß Krebs eine genetisch bedingte Erkrankung ist, gelang erst in diesem Jahrhundert und muß zu den wohl bedeutendsten Entwicklungen in der Onkologie gezählt werden. Epidemiologische, zytogenetische und molekulargenetische Untersuchungen stellen die Grundlagen der Erforschung genetischer Ursachen dar. Die Krebsentstehung geht von mindestens einer Zelle aus und beruht auf der Akkumulation mehrerer unabhängiger Mutationen (Bodmer und Tomlinson 1996).

Grundsätzlich muß man bei der Krebsentwicklung zwei Entstehungsarten unterscheiden:

1. Genetische Veränderung einer einzelnen, somatischen Zelle, z. B. einer Milchgangszelle in der Brust, aus der dann ein intraductales Carcinom entstehen kann, bei genetischer Integrität der anderen Körperzellen.
2. Eine genetische Veränderung liegt in allen Körperzellen seit der Geburt vor (Keimbahnmutation). Diese genetischen Veränderung befinden sich auch in den Milchgangszellen. Kommt es nun zu weiteren genetischen Veränderungen, so kann ein intraductales Carcinom entstehen.

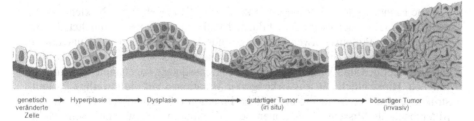

genetisch → Hyperplasie ────→ Dysplasie ────────→ gutartiger Tumor ────────→ bösartiger Tumor
veränderte   (in situ)   (invasiv)
Zelle

Abb. 1. Entstehung eines malignen Tumors aus einer einzelnen Zelle

Ursachen von genetischen Veränderungen:

- Strahlung (UV, ionisierend)
- Toxine
- defekte DNA-Reparaturmechanismen
- Immundefekte
- Hormone (z. B. Östrogene, Progesterone)

Die Ursachen, die zu genetischen Veränderungen führen, spiegeln sich in den allgemein bekannten Risikofaktoren wider.

Hormone:

- Menopause nach dem 55. Lebensjahr
- Menarche vor dem 12. Lebensjahr
- Schwangerschaft nach dem 25. Lebensjahr
- Nullipara
- Gewichtszunahme nach Adoleszenz um 20 kg

Toxine:

- Alkohol (>1/4 l Weißwein [11%])
- Nikotinkonsum

2. Grundlagen der Genetik

1944 konnten Avery, McLeod und McCarthy nachweisen, daß eine chemisch relativ einfache, langkettige Nucleinsäure (die Desoxyribonukleinsäure [DNA]) Träger der genetischen Information ist. 1952 skizzierte Watson ein mögliches Konzept über die Zusammenhänge zwischen DNA, RNA und Proteinsynthese. Seine Annahmen wurden im Laufe der Jahre und unter dem Blickwinkel einer sich ständig weiterentwickelnden Molekularbiologie als zentrales Dogma der Genetik bestätigt. Dieses Dogma ist einer biologischen Formel gleichzusetzen, der alle lebenden Organismen unterworfen sind:

- DNA ist die Trägerin aller genetischen Informationen.
- DNA bildet die Matrize für die Synthese einer komplementären RNA (Transkription).
- Proteine werden unter Mithilfe der mRNA entsprechend dem genetischen Code synthetisiert (Translation).
- DNA bildet die Matrize für ihre eigene identische Vermehrung (Replikation).

Die Einheiten der Vererbung sind die Gene. Sie bestehen aus Nukleinsäuren, die in ihrer Gesamtheit einen Code bilden, der alle Informationen beinhaltet, die zur Synthese eines Proteins notwendig sind. Grundsätzlich sind Gene stabil, und um sie vor Veränderungen zu bewahren, wachen zahlreiche Mechanismen über ihre Integrität. Jedoch sind Veränderungen in der Gensequenz, sogenannte Mutationen, möglich. Hinsichtlich der Auswirkung von Mutationen auf die jeweilige Proteinstruktur und dadurch auf die eigentliche Funktion des veränderten Gens werden Mutationen als Missense-Mutationen oder als Nonsense- bzw. Frameshift-Mutationen klassifiziert.

Missense-Mutationen führen zu fehlerhaften Proteinen mit veränderter Aminosäuresequenz. Nonsense- bzw. Frameshift-Mutationen resultieren in trunkierten Proteinen oder im Verlust des Genproduktes und haben eine fehlende oder stark verminderte Genfunktion zur Folge.

2.1 Monogene Erbgänge

Die monogenen Erbgänge stellen gängige genetische Modelle dar. Im folgenden sei unter Berücksichtigung der Thematik kurz auf die Charakteristika zweier Erbgänge eingegangen.

2.1.1 Autosomal-rezessiver Erbgang

Beim autosomal-rezessiven Erbgang tritt eine Erkrankung nur dann auf, wenn beide Kopien des für die Krankheit verantwortlichen Gens in mutierter Form vorliegen. Dies bedeutet, daß für die Eltern eines Kindes mit einer autosomal-rezessiv bedingten Erkrankung ein Wiederholungsrisiko von 25% besteht. Läßt man mögliche Neumutationen unberücksichtigt, so müssen beide Elternteile Genträger sein.

2.1.2 Autosomal-dominanter Erbgang

Beim autosomal-dominanten Erbgang genügt es, daß nur eines von zwei Allelen an einem Genort verändert ist, damit der betreffende Phänotyp zum Ausdruck kommt.

Das Risiko, das veränderte Allel zu erben, beträgt für Kinder eines betroffenen Elternteils 50%. Die autosomale Vererbung ist im Gegensatz zur x-chromosomalen Vererbung nicht geschlechtsgebunden.

3. (Proto-)Onkogene und Tumorsuppressorgene

Derzeit ist die exakte Anzahl von Genen, die im menschlichen Genom vorkommen, noch unbekannt. Es wird angenommen, daß mindestens 80.000 bis 100.000 Genloci vorhanden sind. Etwa 80% sind sogenannte Luxusgene, die nur in ausdifferenzierten Zellen vorhanden sind (z. B. Gene für Hautfarbe, Augenfarbe, Haarfarbe). 20% sind sogenannte Haushaltsgene, die für die Zellfunktion essentiell sind (z. B. Zellproliferation etc.). Nur genetische Veränderungen in diesen Haushaltsgenen können zur malignen Entartung führen. Die tumorinduzierenden Haushaltsgene kann man unterscheiden in Tumorsuppressorgene und (Proto-)Onkogene:

Tumorsuppressorgene führen erst zur malignen Entartung, wenn sie durch genetische Veränderungen inaktiviert wurden. Hierbei ist eine genetische Veränderung beider Allele notwendig.

(Proto-)Onkogene werden durch genetische Veränderungen so beeinflußt, daß sie dauernd aktiv sind und so zur Tumorentstehung führen. Hierbei genügt bereits die genetische Veränderung eines Allels.

3.1 Tumorsuppressorgene

Identifizierung von Tumorsuppressorgenen durch Loss of Heterozygosity: Auf der Basis der Überlegungen von Knudson (1971) konnte der Mechanismus der Inak-

Tabelle 1. Genetische Veränderungen bei Brustkrebs

Gen	Sporadischer Brustkrebs	Familiärer Brustkrebs (assoziierte Syndrome)
BRCA1	Eher keine Bedeutung	Brust- und Eierstockkrebsfamilien (~50–70%)
BRCA2	Eher keine Bedeutung	Brust- und Eierstockkrebssyndrom (~10–30%)
P53	~20–30%	Li-Fraumeni-Syndrom (<1%)
pTen	Noch unbekannt	Cowden-Syndrom (<1%)
c-erbB2	~25%	Unbekannt
ATM	Unbekannt	Ataxia Teleangiectatica (~1%)

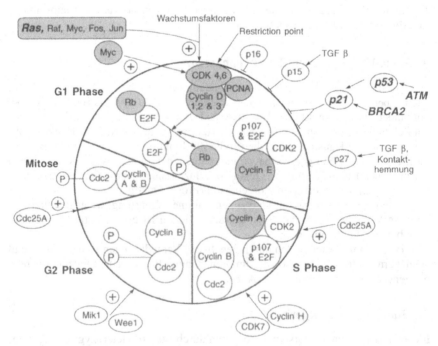

Abb. 2. Regulatoren des Zellzyklus, die bei der Cancerogenese involviert sind

tivierung von Tumorsuppressorgenen identifiziert werden. Grundprinzip dieser Theorie ist die Aktivierung von Tumorsuppressorgenen durch den Vorgang des Loss of Heterozygosity (LOH, Allelverlust). Bei LOH ereignen sich zwei zeitlich aufeinanderfolgende Mutationsschritte, die zu einem kompletten Funktionsausfall beider korrespondierender Gene (Allele) führen. Im Rahmen dieser Veränderungen kommt es häufig zum Verlust eines der beiden Allele.

Im Falle einer ererbten Tumorneigung läßt sich die erste genetische Veränderung im Genom aller Zellen des betroffenen Organismus nachweisen. Bei Personen mit sporadischem Tumor kann sie nur in den Tumorzellen identifiziert werden. Der zweite Inaktivierungsschritt betrifft das noch unveränderte Allel.

3.1.1 p53-Gen

Das p53-Gen (TP53) ist am Ende des kurzen Arms von Chromosom 17 lokalisiert und kodiert für ein nukleäres Phosphoprotein mit DNA-bindender Eigenschaft, welches als Transkriptionsfaktor wirkt. Kommt es zu einer Schädigung der DNA, arretiert das p53-Protein den Zellzyklus in der G1-Phase, damit Reparaturmechanismen wirken können (20–30%) (Kuerbitz et al. 1992, Kastan 1997). Wenn allerdings die DNA-Schäden so umfangreich sind, daß eine Reparatur nicht mehr durchgeführt werden kann, löst p53 die Apoptose (Zelltod) aus. In Mammacarcinomen konnten in ca. 20% Veränderungen im p53-Gen nachgewiesen werden (Soong et al. 1997). In solchen Tumoren fehlt ein funktionelles p53-Protein, sodaß weder DNA-Reparatur noch Apoptose eingeleitet und so DNA-Schäden in wichtigen Genen an nachfolgende Zellgenerationen weitergegeben werden.

Soong et al. und Falette et al. konnten zeigen, daß Brustkrebspatientinnen mit p53-Mutationen eine schlechtere Überlebensprognose haben. Dies ist für Lymphknoten-negative Brustkrebspatientinnen von besonderer Bedeutung: In diesem Kollektiv war p53 ein unabhängiger Marker für frühzeitige Rezidive und Tod und könnte daher jene Patienten identifizieren, die von einer adjuvanten Therapie besonders profitieren (Soong et al. 1997, Falette et al. 1998). Eine weitere Bedeutung der p53-Genmutationen könnte im Ansprechen auf Chemotherapeutika liegen. Bei neoadjuvanter Behandlung von Brustkrebspatientinnen mit Antracyclinen oder Taxol kam es bei normalem p53-Status zu einer Verkleinerung des Tumors, hingegen bei mutiertem p53-Gen nur zu steady state disease oder zu Tumorprogression (Kandioler-Eckersberger et al. 1998).

3.2 (Proto-)Onkogene

3.2.1 c-erbB-2 Gen

Das Onkogen c-erbB-2, auch bekannt als HER-2/neu, entspricht einem Teil des Rezeptors für den Wachstumsfaktor EGF (epidermal growth factor). Wachstumsfaktoren sind Proteine, die von Zellen sezerniert werden und durch Bindung an den transmembranen Rezeptor aktivierend wirken. Den am häufigsten nachgewiesenen Mechanismus der Onkogenaktivierung des c-erbB-2-Gens stellt die Genamplifikation dar. Bei 26% der Patientinnen mit primärem Brustkrebs konnte eine c-erbB-2 Genamplifizierung nachgewiesen werden (Fontana et al. 1994). Die Am-

1) Nichtmutiertes ErbB Gen

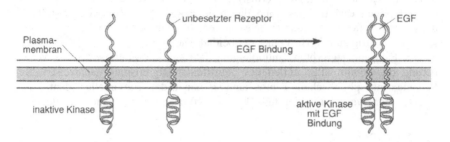

2) Mutiertes ErbB Gen

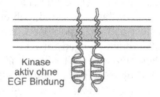

Abb. 3. Mechanismus des ErbB-Protoonkogens

plifizierung von c-erbB-2 wird mit einem raschen Wachstum des Tumors und einer frühen Metastasierung in Verbindung gebracht (Bui et al. 1997).

Carlomagno et al. konnten bei 30% von Lymphknoten-negativen Patientinnen eine c-erbB-2-Überexpression nachweisen, die direkt mit der Tumorgröße und indirekt mit der Konzentration des Östrogenrezeptors korreliert (Carlomagno et al. 1996).

Bei Lymphknoten-positiven Brustkrebspatientinnen konnte ein signifikanter Zusammenhang zwischen c-erbB-2 und der Anzahl der befallenen Lymphknoten, einem höheren Grading und einem negativen Östrogenrezeptor nachgewiesen werden. Dies läßt auf eine Überexpression dieses Protoonkogenprodukts in biologisch aggressiven Tumoren schließen. Das mittlere Überleben von Patientinnen, die Lymphknoten-positiv waren und eine Überexpression an c-erbB-2 aufwiesen (20%), betrug 5 Jahre, im Vergleich zu 12 Jahren bei jenen Patientinnen, die eine solche Überexpression nicht hatten (Hartmann et al. 1994).

4. Das familiäre Mammacarcinom

Eine familiäre Häufung von Brustkrebs wurde bereits im alten Rom beschrieben. Die erste Publikation durch einen französischen Arzt erschien im Jahre 1866 und berichtete über das Vorkommen von Brustkrebs in vier Generationen (Broca 1866).

Etwa 5 bis 10% der jährlich auftretenden Brustkrebsfälle werden durch vererbte autosomal dominante Gene verursacht. Ein solches defektes Gen wird von Generation zu Generation weitervererbt. Es handelt sich hier um Keimbahnmutationen, die in allen Körperzellen vorhanden sind. Abb. 4 zeigt einen typischen Stammbaum einer Brustkrebsfamilie.

Keimbahnmutationen in den beiden Brustkrebsgenen BRCA1 und BRCA2 sind die häufigste Ursache für familiären Brustkrebs (ca. 50 bzw. 30%). Sehr selten können aber auch Keimbahnmutationen im p53-Gen (Li-Fraumeni-Syndrom), ATM-Gen (Ataxia-Teleangiectasia) oder PTEN-Gen (Cowdensyndrom) vorkommen.

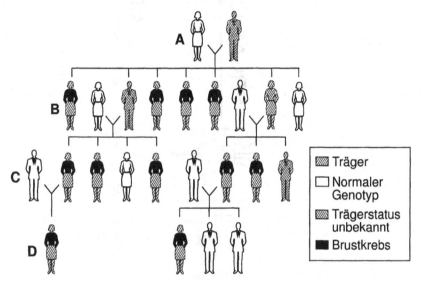

Abb. 4. Stammbaum einer typischen Brustkrebsfamilie

4.1 Brustkrebsgen 1 (BRCA1)

Das Brustkrebsgen 1 (BRCA1) wurde 1990 auf dem Chromosom 17q lokalisiert und 1994 sequenziert, sodaß nun die exakte Genstruktur und die dazu korrespondierende Aminosäurensequenz bekannt sind (Miki et al. 1994). BRCA1 besteht aus 22 funktionellen Einheiten, sog. Exons, und kodiert für ein Protein, das aus 1863 Aminosäuren besteht. Homologien mit bereits bekannten funktionellen Strukturen scheinen in Form einer RING-Domäne vorzuliegen, die für die DNA-Bindung von Bedeutung ist.

Mutationen im BRCA1-Gen sind für etwa 50% aller genetisch bedingten familiären Brustkrebsfälle verantwortlich (Ford et al. 1998). Mutationen im BRCA1-Gen führen zu einer deutlichen Erhöhung des Brustkrebsrisikos. Bis zum 70. Lebensjahr sind mehr als 85% der Frauen mit defektem Gen an Brustkrebs erkrankt. Dabei ist das Risiko, bereits in jungen Jahren an Brustkrebs zu erkranken, besonders hoch: Bis zum 50. Lebensjahr sind bereits mehr als 50% der Frauen, die ein

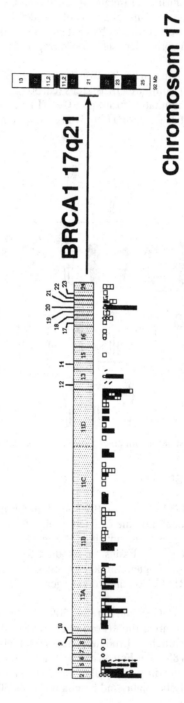

Abb. 5. Struktur und Mutationsspektrum des Brustkrebsgens 1 (BRCA1)

mutiertes Gen tragen, an Brustkrebs erkrankt. Mit steigendem Lebensalter nimmt dann das Risiko für eine noch nicht erkrankte Mutationsträgerin ab, an Brustkrebs zu erkranken.

Das Risiko für bereits an Brustkrebs erkrankte Frauen, einen zweiten Brustkrebs zu entwickeln, ist ebenfalls deutlich erhöht. Bis zum 70. Lebensjahr entwickeln etwa 60% der Frauen, die ein mutiertes Gen tragen, ein zweites Primum. Das Risiko, an Eierstockkrebs zu erkranken, erhöht sich auf 40–60% bis zum 70. Lebensjahr. Zusätzlich besteht in Familien mit genetischer Veranlagung ein erhöhtes Risiko, an Colonkrebs (4fach) und Prostatakrebs (3fach) zu erkranken. Ebenfalls konnte in Familien mit identifizierten BRCA1-Mutationen ein vermehrtes Auftreten von Haut-, Magen- und Rectumcarcinomen beobachtet werden.

Die Häufigkeit eines männlichen oder weiblichen Trägers mit einer BRCA1-Mutation in der Gesamtbevölkerung wird auf 1 in 500 bis 800 geschätzt.

Neueste Untersuchungen über Unterschiede zwischen sporadischem Brustkrebs und Brustkrebs, der durch Mutationen im BRCA1-Gen verursacht wurde, haben folgendes ergeben:

1. BRCA1-bedingter Brustkrebs zeigt signifikant häufiger ein histopathologisches Grading 3 (Breast Cancer Linkage Consortium 1997).
2. Fast alle BRCA1-bedingten Brustkrebsfälle sind Östrogen- und Progesteronrezeptor-negativ (Johannson et al. 1997, Wagner et al. 1998).
3. Nach dem invasiv duktalen Carcinom ist das medulläre Carcinom der zweithäufigste histologische Typ von BRCA1-bedingtem Brustkrebs (Breast Cancer Linkage Consortium 1997).
4. BRCA1-bedingter Brustkrebs zeigt im Vergleich mit einer Gruppe von sporadischen Brustkrebsfällen (gleiches Stadium, Alter, Grading, Rezeptorstatus) gleiche Überlebensprognosen (Verhoog et al. 1998, Johannson et al. 1998, Wagner et al. 1998).

Damit gilt auch für BRCA1-bedingten Brustkrebs, daß er in möglichst frühem Stadium entdeckt werden sollte.

4.2 Brustkrebsgen 2 (BRCA2)

Das Brustkrebsgen 2 wurde 1995 sequenziert, liegt auf Chromosom 13q und besteht aus 10254 Basenpaaren, welche in 26 Exons beinhaltet sind (Wooster et al. 1995, Tavtigian et al. 1996). Das gesamte Gen kodiert für ein Protein in der Größe von 3418 Aminosäuren. Im zentralen Abschnitt des Proteins konnten 8 repetitive Sequenzen identifiziert werden, die von Exon 11 kodiert werden und etwa ein Drittel des Gesamtmoleküls ausmachen (Bork et al. 1996; Bignell et al. 1997). Die funktionelle Bedeutung des BRCA2-Proteins scheint in der DNA-Reparatur zu liegen. Patel et al. (1998) und Connor et al. (1997) konnten zeigen, daß in Zellen mit zwei veränderten BRCA2-Genen fundamentale Defekte bei der chromosomalen Replikation und bei der DNA-Reparatur vorliegen.

Mutationen im BRCA2-Gen sind wahrscheinlich für weitere 30% der genetisch bedingten Brustkrebsfälle verantwortlich. Frauen, die Trägerinnen einer BRCA2-Mutation sind, haben ebenfalls ein Risiko von etwa 85%, während ihres Lebens an

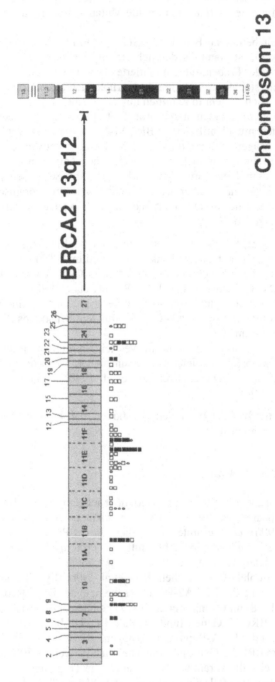

Abb. 6. Struktur des Brustkrebsgens 2 (BRCA2)

Brustkrebs zu erkranken (Ford et al. 1998). Männer mit einer BRCA2-Mutation weisen ein deutlich erhöhtes Brustkrebsrisiko von 6% auf. Neueste Untersuchungen von männlichen Brustkrebspatienten konnten einen Anteil von 20% BRCA2-Keimbahnmutationen zeigen, bei zumeist fehlender Familienanamnese (Haraldsson et al. 1998).

4.3 Li-Fraumeni-Syndrom

Ein sehr seltener, angeborener Schaden im p53-Gen führt zum Li-Fraumeni-Syndrom. Es wurde erstmals 1969 beschrieben (Li und Fraumeni 1969) und führt in betroffenen Familien zu einem gehäuften Auftreten von Osteosarcomen, Mammacarcinomen, Gehirntumoren, Leukämien, adrenocorticalen Carcinomen (Kleihues et al. 1997).

Bei Keimbahnmutationen im p53-Gen, die autosomal dominant vererbt werden, besteht eine Wahrscheinlichkeit von 90%, bis zum 70. Lebensjahr an Krebs zu erkranken (Williams und Anderson 1985). Beinahe 30% der Tumore treten bereits vor dem 15. Lebensjahr (Osteosarcome) auf (Strong et al. 1992).

4.4 Hereditary Non-Polyposis Colorectal Cancer-Syndrom (HNPCC)

Das HNPCC-Syndrom (drei oder mehr erstgradig Verwandte mit Colon- oder Endometriumcarcinom, wovon zwei Coloncarcinome vor dem 50. Lebensjahr diagnostiziert worden sind) entsteht durch angeborene Mutationen in einem der vier bekannten Mismatch-Repair-Gene hMSH2, hMLH1, hPMS1 und hPMS2 (Liu et al. 1998). Es handelt sich dabei um Gene, die die Fähigkeit besitzen, beschädigte DNA zu reparieren. Ob es im Rahmen des HNPCC-Syndroms tatsächlich zu einer Erhöhung des Brustkrebsrisikos kommt, ist derzeit nicht gesichert (Aarnio et al. 1995).

4.5 Ataxia-Teleangiectatica

1995 wurde das Ataxia-Teleangiectasia-Gen (ATM) auf dem Chromosom 11q23 identifiziert. Das AT-Genprodukt gehört zu einer großen Gruppe von Proteinen, die den Zellzyklus steuern und für DNA-Reparatur verantwortlich sind.

Die Ataxia-Teleangiectatica (AT) ist ein autosomal rezessives Erbleiden mit einer progredienten cerebellaren Ataxie, Teleangiectasien der Haut und Schleimhäute sowie Pigmentanomalien (Cafe-au-lait-Flecken). Zudem zeigen Personen mit diesem Syndrom eine erhöhte Inzidenz für Brustkrebs.

Homozygote Träger, ca. 3 bis 11 auf 1 Million Lebendgeborene, haben ein 60- bis 180fach erhöhtes Risiko, an Krebs zu erkranken. Heterozygote Trägerinnen haben ein 5fach erhöhtes Brustkrebsrisiko (Swift 1997). FitzGerald et al. (1997) fanden in 0,5% der Mammacarcinomfälle vor dem 40. Lebensjahr Mutationen im ATM-Gen (FitzGerald et al. 1997). Der Anteil von heterozygoten Trägerinnen in Brustkrebsfamilien beträgt jedoch nur 1% (Chen et al. 1998).

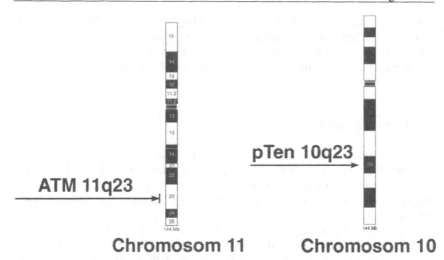

Chromosom 11   Chromosom 10

Abb. 7. Lokalisation des Ataxia-Teleangiec-   **Abb. 8.** Lokalisation des pTEN-Gens
tasia-Gens (ATM) auf Chromosom 11   (Cowden disease) auf Chromosom 10

4.6 Cowden-Syndrom

Das multiple Hamartom-Syndrom = Cowden-Syndrom ist eine seltene Erkrankung mit dem dermatologischen Erscheinungsbild von kuppelförmigen Papeln, warzigen Läsionen im Gesicht und an den Händen, sowie pflastersteinartigen Mundschleimhautveränderungen, Lipomen, Hämangiomen, Tumoren der Mamma und der Schilddrüse, des Gastrointestinaltraktes und des zentralen Nervensystems. Das im Jahr 1997 entdeckte Gen pTEN oder MMAC1 ist für dieses Syndrom verantwortlich (Tsou et al. 1997): Es ist auf dem Chromosom 10q23 lokalisiert, wahrscheinlich ein Tumor-Suppressor-Gen (Rhei 1997) und wird autosomal dominant vererbt. Loss of heterozygosity in der Region von 10q wurde in verschiedenen Carcinomerkrankungen beschrieben, und Mutationen in pTen werden mit dem gehäuften Auftreten von Brustkrebs in Verbindung gebracht (Lynch et al. 1997, Chen et al. 1998, Tsou et al. 1997).

Literatur

[1]   Aarnio M, Mecklin JP, Aaltonen LA, Nystrom-Lahti M, Jarvinen HJ (1995) Life-time risk of different cancers in hereditary non-polyposis colorectal cancer (HNPCC) syndrome. Int J Cancer 64 (6): 430–433
[2]   Bignell G, Micklem G, Stratton MR, Asworth A, Wooster R (1997) The BRC repeats are conserved in mammalian BRCA2 proteins. Hum Mol Genet 6 (1): 53–58
[3]   Bodmer WF, Tomlinson I (1996) Population genetics of tumours. Ciba-Found-Symp 197: 181–189
[4]   Bork P, Blomberg N, Nilges M (1996) Internal repeats in the BRCA2 protein sequence. Nat Genet 13: 22–23
[5]   Broca P (1866) Traite de tumeurs. Asselin, Paris

[6] Breast Cancer Linkage Consortium (1997) Pathology of familial breast cancer: Differences between breast cancer in carriers of BRCA1 or BRCA2 mutations and sporadic cases. Lancet: 349: 1505–1510

[7] Bui TD, Tortora G, Ciardiello F, Harris AL (1997) Expression of Wnt5a is downregulated by extracellular matrix and mutated c-Ha-ras in the human mammary epithelial cell line MCF-10A. Biochem Biophys Res Commun 239 (3): 911–917

[8] Carlomagno C, Perrone F, Gallo C, De Laurentiis M, Lauria R, Morabito A, et al. (1996) c-erbB-2 overexpression decreases the benefit of adjuvant tamoxifen in early-stage breast cancer without axillary lymph node metastasis. J Clin Oncol 14 (19): 2702–2708

[9] Chen JD, Giesler G, Birkholtz G, Lindblom P, Rubio C, Lindblom A (1998) The role of ataxia-telangiectasia (AT) heterozygotes in familial breast cancer. Cancer Res 58 (7): 1376–1379

[10] Connor F, Bertwistle D, Mee PJ, Ross GM, Swift S, Grigorilva E, et al. (1997): Tumour genesis and a DNA repair defect in mice with a truncating Brca2 mutation. Nat Genet 17: 423–430

[11] Falette N, Paperin MP, Treilleux I, Gratadour AC, Peloux N, Mignotte H, et al. (1998) Prognostic value of p53 gene mutations in a large series of node-negative breast cancer patients. Cancer Res 58 (7): 1451–1455

[12] FitzGerald MG, Bean JM, Hedge SR, Unsal H, MacDonald DJ, Harkin DP, et al. (1997) Heterozygous ATM mutations do not contribute to early onset of breast cancer. Nat Genet 15 (3): 307–310

[13] Fontana X, Ferrari P, Namer M, Peysson R, Salanon Ch, Bussiere F (1994) C-erbB-2 gene amplification and serum level of c-erbB-2 oncoprotein at primary breast cancer diagnosis. Anticancer Res 14: 2099–2104

[14] Ford D, Easton DF, Stratton M, Narod S, Goldgar D, Devilee P, et al. (1998) Genetic heterogeneity and penetrance analysis of the BRCA1 and BRCA2 genes in breast cancer families. Am J Hum Genet 62: 676–689

[15] Haraldsson K, Loman N, Zhang QX, Johannson O, Olsson H, Borg A (1998) BRCA2 germ- line mutations are frequent in male breast cancer patients without a family history of the disease. Cancer Reserch 58 (7): 1367–1371

[16] Hartmann LC, Ingle JN, Wold LE, Farr GH, Grill JP, Su JQ, et al. (1994) Prognostic value of c-erbB-2 overexpression in axillary lymph node positive breast cancer. Results from a randomized adjuvant treatment protocol. Cancer 74 (11): 2956–2963

[17] Johannson OT, Idvall I, Anderson C, Borg A, Barkadottir RJ, Olsson H (1997) Tumour biological features of BRCA1 induced breast and ovarian cancer. Eur J Cancer 33: 362–371

[18] Johannson OT, Ramstam J, Borg A, Olsson H (1998) Survival of BRCA1 breast and ovarian cancer patients: A population based study from southern Sweden. J Clin Oncol 16 (2): 397–404

[19] Kandioler-Eckersberger S, Taucher B, Steiner M, Mannhalter Ch, Jakesz R (1998) P53 genotype and mayor response to anthracyclin or Paclitaxel based neoadjuvant treatment in breast cancer patients. J Clin Oncol 17: 392a

[20] Kastan M (1997) On the trail from p53 to a apoptosis? Nat-Genet 17 (2): 130–131

[21] Kleihues P, Schauble B, zur Hausen A, et al. (1997) Tumors associated with p53 germ-line mutations: A synopsis of 91 families. Am J Pathol 150 (1): 1–13

[22] Kuerbitz SJ, Plunkett BS, Walsh WV, Kastan MB (1992) Wildtype p53 is a cell cycle checkpoint determinant following irradiation. Proc Natl Acad Sci USA 89 (16): 7491–7495

[23] Li FP, Fraumeni Jr JF (1969) Soft-tissue sarcomas, breast cancer, and other neoplasms. A familial syndrome? Ann Intern Med 71 (4): 747–752

[24] Liu T, Wahlberg S, Rubio C, Holmberg E, Gronberg H, Lindblom A (1998) DGGE screening of mutations in mismatch repair genes (hMSH2 and hMLH1) in 34 Swedish families with colorectal cancer. Clin Genet 53 (2): 131–135

[25] Lynch ED, Ostermeyer EA, Lee MK, Arena JF, Ji H, Dann J, Swisshelm K, et al. (1997) Inherited mutations in PTEN that are associated with breast cancer, cowden disease, and juvenile polyposis. Am J Hum Genet 61 (6): 1254–1260

[26] Miki Y, Swensen J, Shattuck-Eidens D, Futreal PA (1994) A strong candidate for the breast and ovarian cancer suspectibility gene BRCA1. Science 266 (5182): 66–71

[27] Patel KJ, Yu VPCC, Lee HS, Corcoran A, Thisthlethwite FC, Evans MJ, Colledge WH, Friedman LS, Ponder BAJ, Venkitaraman AR (1998) Involvement of Brca2 in DNA repair. Molecular Cell 1 (3): 347–357

[28] Rhei E, Kang L, Bogomoniy F, Federici MG, Borgen PI, Boyd J (1997) Mutation analysis of the putative tumor suppressor gene PTEN/MMAC1 in primary breast carcinomas. Cancer Res 57 (17): 3657–3659

[29] Soong R, Iacopetta BJ, Harvey JM, Sterret GF, Dawkins HJ, Hahnel R, Robbins PD (1997) Detection of p53 gene mutation by rapid PCR-SSCP and its association with poor survival in breast cancer. Int J Cancer 74 (6): 642–647

[30] Strong LC, Williams WR, Tainsky MA (1992) The Li-Fraumeni syndrome: From clinical epidemiology to molecular genetics. Am J Epidemiol 135 (2): 190–199

[31] Swift M (1997) Ataxia telangiectasia and risk of breast cancer (letter). Lancet 350 (9079): 740

[32] Tavtigian SV, Simard J, Rommens J, Couch F, Shattuck-Eidens D, Neuhausen S, et al. (1996) The complete BRCA2 gene and mutations in chromosome 13q-linked kindreds. Nat Genet 12: 333–337

[33] Tsou HC, Teng DH, Ping XL, Brancoloni V, Davis T, Hu R, et al. (1997) The role of MMAC1 mutations in early-onset breast cancer: Causative in association with Cowden syndrome and excluded in BRCA1-negative cases. Am J Hum Genet 61 (5): 1036–1043

[34] Verhoog LC, Brekelmans CTM, Seynaeve C, van den Bosch LMC, Dahmen G, van Geel AN, et al. (1998) Survival and tumour characteristics of breast-cancer patients with germline mutations of BRCA1. Lancet 351 (9099): 316–321

[35] Wagner TMU, Moeslinger R, Scheiner O, Breiteneder H, Devilee P (1998) New mutation in Brca1 gene detected in Austrian HBOC family. Human Mutation Suppl 1: S323–S333

[36] Williams WR, Anderson DE (1985) Genetic epidemiolgy of breast cancer: Further clarification and a response to King and Elston. Genet Epidemiol 2 (2): 170–176

[37] Wooster R, Bignell G, Lancaster J, Swift S, Seal S, Mangion J (1995) Identification of the breast cancer suspectibility gene BRCA2. Nature 378 (6559): 789–792

Glossar

Allel: Eine von mehreren möglichen Formen eines Gens. Allele eines bestimmten Gens sind an gleichen Positionen auf homologen Chromosomen lokalisiert.

Amplifikation: Normalerweise gilt für Chromosomen der Grundsatz: one gene-one copy. Im unveränderten Genom einer Zelle liegt bei regulärem, diploidem Chromosom: Eine physikalische Einheit des Genoms.

Gen: Ein Nucleinsäureabschnitt, der ein funktionstüchtiges Protein oder eine RNA codiert. Die Einheit der Vererbung.

Genexpression: Biosynthese eines spezifischen Genprodukts (RNA oder Protein).

Korrespondenz: Dr. Teresa Wagner, Mag. Gudrun Langbauer, Dipl.-Ing. Elisabeth Fleischmann, Prof. Dr. Ernst Kubista, Universitätsklinik für Frauenheilkunde, Abteilung für Spezielle Gynäkologie, Ludwig-Boltzmann-Institut für Klinisch-experimentelle Onkologie, Währinger Gürtel 18–20, A-1090 Wien, Österreich. Tel. +43-1-40400-2881, Fax: +43-1-4066749, E-Mail: Teresa.Wagner@akh-wien.ac.at

Die Chirurgie des Mammacarcinoms

Michael Gnant und *Raimund Jakesz*

1. Der Chirurg in der Diagnostik und Behandlung des Mammacarcinoms*

Gerade in einer modernen interdisziplinären Beschäftigung mit dem Mammacarcinom kommt dem Chirurgen mehr denn je eine zentrale Rolle zu. Über die perfekte Beherrschung der operativen Technik hinaus ist der Chirurg häufig der primär patientenführende Arzt, der erste Ansprechpartner für die Patientin und der Koordinator der interdisziplinären Diagnose- und Behandlungsstrategie.

In dem in einem modernen Behandlungsangebot für die Patientin unabdingbaren Netzwerk von Chirurgie, Radiologie, Medizinischer Onkologie, Histopathologe, Radiotherapie, Psychologie und Rehabilitationsmedizin ist der Chirurg auch Organisator und Mittler. Grundkenntnisse über die Aspekte der Behandlung von Brustkrebspatientinnen in diesen Gebieten sind daher ebenso notwenig wie das Wissen um die Grenzen des eigenen Faches.

Eine spezielle Ausbildung an einem entsprechend erfahrenen Zentrum und die laufende Fort- und Weiterbildung in diesem sich dramatisch entwickelnden Gebiet der Medizin ist für den Brustchirurgen unabdingbar. Die Zeiten, in denen die technisch vermeintlich unkomplizierte Mammachirurgie „nebenbei" von Chirurgen verantwortlich betrieben werden konnte, sind endgültig vorbei.

---

* Wenn wir in diesem Abschnitt über Chirurgen sprechen, so schließt dies entsprechend senologisch und operativ qualifizierte Frauenärzte ein. Anders als in den angloamerikanischen Ländern ist in Zentraleuropa die Behandlung des Mammacarcinoms kein ausschließliches Privileg der Chirurgen. Gerade in Österreich besteht zum Vorteil unserer Patientinnen die günstige Situation, daß Chirurgen und spezialisierte Gynäkologen gemeinsam und intensiv an der Weiterentwicklung und Sicherung des Behandlungsstandards arbeiten.

2. Indikationsstellung und Planung des Behandlungsablaufes

Die wesentliche Aufgabe des spezialisierten Chirurgen nach der Verdachtsdiagnose durch den niedergelassenen Arzt ist die Diagnosesicherung sowie die gemeinsam mit der Patientin und den anderen Fachgebieten vorzunehmende Behandlungsplanung. Deshalb kann die Bedeutung des logischen und onkologisch sinnvollen Ineinandergreifens der einzelnen Disziplinen nicht oft genug betont werden.

So soll z. B. eine diagnostische Punktion nach den bildgebenden Verfahren durchgeführt werden, da selbst klinisch unbedeutende oder unbemerkte postinterventionelle Hämatome die radiologische Diagnostik beträchtlich erschweren können.

Die aktuellste Revolution in der operativen Behandlungsstrategie wurde durch eine simple zeitliche Vorverlegung der Systemtherapie vor die Operation ermöglicht. Innerhalb der letzten 5 Jahre ist klar geworden, daß mittels präoperativer Chemotherapie die Brusterhaltungsraten bis 80 Prozent hochgeschraubt werden können [1].

In der Indikationsstellung für operative Eingriffe ist natürlich die übliche Sorgfalt in der Abwägung von Nutzen und Risiko gemeinsam mit der Patientin vorzunehmen. Gerade durch die Häufigkeit der Erkrankung (eine von 8 Frauen erkrankt im Laufe ihres Lebens an Mammacarcinom) und durch die oftmals schwierige bildgebende Diagnostik ist allerdings gerade die Indikation zur operativen Abklärung des suspekten Herdes sehr liberal zu stellen.

Immer noch ist die Erkennung im Frühstadium besser als jede noch so moderne Behandlung, und nach wie vor ist die operative Entfernung eines Frühcarcinoms von allen Behandlungsmodalitäten jene mit der weitaus größten Heilungschance [2].

Die Diagnose oder auch nur der Verdacht auf das Vorliegen von Brustkrebs stellt für jede Patientin eine beträchtliche seelische Belastung dar. Die psychologischen Anforderungen an den Brustchirurgen sind daher hoch. Die Organisation eines effizienten und zeitökonomischen Diagnose- und Behandlungsablaufes ist ebenso wichtig wie die behutsame und einfühlsame Information der Patientin über die vielfältigen Behandlungsmöglichkeiten.

3. Operative Eingriffe

3.1 Diagnostische Eingriffe

Gerade die vermehrten Anstrengungen und Erfolge des Screenings und der Früherkennung von Brustkrebs lassen diagnostischen Eingriffen zunehmende Bedeutung zukommen. Als oberste Grundregel gilt, daß bei vorhandenem Malignomverdacht in der klinischen Untersuchung oder in bildgebenden Verfahren eine bioptische Abklärung des suspekten Herdes jedenfalls durchzuführen ist. Abwartende Observanz bleibt ausgewählten Situationen vorbehalten und sollte ausschließlich in einem sehr erfahrenen Zentrum mit kurzfristiger Nachsorge empfohlen werden.

Diagnostische Eingriffe müssen die folgenden Anforderungen erfüllen:

- Sie müssen einfach und mit geringem Aufwand durchführbar sein,
- die Belastung der Patientin muß so gering als möglich sein,
- die Verläßlichkeit und Treffsicherheit der Methode muß so hoch als möglich sein, insbesondere soll die Spezifität des Verfahrens hoch sein,
- allfällige nachfolgende therapeutische Eingriffe dürfen nicht behindert werden.

Durch die Entwicklung der interventionell-diagnostischen Radiologie sind in den letzten Jahren diese Eingriffe auch für nicht oder schlecht palpable Herde möglich geworden. Sonographie- oder Stereotaxie-gezielte Biopsien sowohl mit Feinnadeltechniken als auch Stanzbiopsien ermöglichen sichere und verläßliche präoperative Abklärungen auch in schwierigen Situationen [3].

Gut palpable Herde können von erfahrenen Chirurgen praktisch immer ohne bildgebende Hilfen punktiert werden [4]. Immer wieder entziehen sich aber trotzdem bestimmte, z. B. sehr brustwandnahe tastbare Läsionen einer verläßlichen Punktierbarkeit. In diesen Situationen ist eine exzellente Zusammenarbeit des Chirurgen mit dem radiologischen Spezialisten unabdingbar. Perfekte interdisziplinäre Kommunikation, wechselseitige Qualitätskontrolle und gemeinsame Fallkonferenzen führen zu hervorragenden Ergebnissen und geben den Patientinnen die notwendige Sicherheit in der Diagnosestellung.

3.1.1 Die Feinnadelbiopsie

Die Feinnadelbiopsie (eigentlich Feinnadelaspirations-Biopsie, FNA) ist eine Methode zur Gewinnung von Material aus einem suspekten Herd zur zytologischen Diagnostik. Eine ausgezeichnete Zusammenarbeit mit erfahrenen Histopathologen ist zur sinnvollen Anwendung der Methode naturgemäß Voraussetzung.

Die Aussagekraft der FNA ist in hohem Maße abhängig von der Erfahrung des punktierenden Chirurgen und des untersuchenden Pathologen [5]. Wenngleich falsch positive Ergebnisse äußerst selten sind (< 1%), so ist die Sensitivität limitiert. Bis zu 20% falsch negative Ergebnisse werden in der Literatur angegeben. Daraus folgt eindeutig, daß ein negatives ebenso wie ein inkonklusives Ergebnis einer FNA keinesfalls alleine zum Ausschluß einer Malignitätsdiagnose ausreichen. Bei nicht oder schlecht palpablen Herden kann eine FNA grundsätzlich auch sonographiegezielt oder mit Hilfe stereotaktischer Einrichtungen durchgeführt werden [6]. Obwohl prinzipiell eine zumindest qualitative Bestimmung von Hormonrezeptoren aus FNAs möglich ist, sind weiterführende Parameterbestimmungen naturgemäß äußerst limitiert.

Kontraindikation: Es besteht keine absolute Kontraindikation für eine FNA. Vorsicht ist geboten bei brustwandnahen oder tiefliegenden Läsionen sowie bei Patientinnen mit Blutungsneigung.

Technik: FNAs können entweder in Rückenlage oder in sitzender Patientenposition durchgeführt werden. Nach entsprechender steriler Präparation des Punktionsareals wird eine Lokalanästhesie (z. B. 2% Lidocain) gesetzt. Üblicherweise ist eine geringe Menge (0,5 ml) ausreichend, da nur die Haut anästhesiert werden muß. Während der Herd mit einer Hand fixiert und immobilisiert wird, wird eine

21-g-Nadel an einer Spritze (z. B. 20 ml) auf kürzestem Weg in den Herd eingebracht. Es wird nun mehrfach Unterdruck in der Spritze erzeugt und dadurch zyto-
logisches Material gewonnen [7]. Geringfügige Lageänderungen der Nadel während dieses Maneuvers erhöhen die tatsächliche Treffsicherheit. Nach Zurückziehen
der Nadel wird das Zellmaterial auf Objektträger aufgebracht und fixiert oder unfi-
xiert zur zytopathologischen Untersuchung gebracht.

Komplikationen: Sehr selten treten minimale Nachblutungen oder Hämatome
auf. Die theoretische Möglichkeit einer Thoraxverletzung ist bei überlegter Anwendung praktisch ausgeschlossen.

3.1.2 Die Stanzbiopsie

Die Stanzbiopsie (oder „Core"-Biopsie) ist eine Methode zur Gewinnung von histologisch verwertbarem Material aus einem suspekten Herd. Der entscheidende
Vorteil im Vergleich zur FNA liegt darin, daß durch die Gewinnung eines Ge-
webszylinders eine tatsächliche histologische Aufarbeitung des Gewebsmaterials
möglich ist [8]. Die Diagnosesicherheit wird dadurch im Vergleich zur FNA dra-
stisch erhöht.

Darüber hinaus sind über die Dignitätsdiagnose auch weiterführende pathologische Untersuchungen der Gewebstanze möglich (Hormonrezeptoren, histologi-
sches Grading). In erfahrenen pathologischen Zentren können auch moderne Pro-
gnoseindikatoren wie Aneuploidie oder Onkogenüberexpression aus kleinen
Stanzen mit überzeugender Sicherheit bestimmt werden. Gerade in Zeiten immer
differenzierterer Behandlungsplanung, insbesondere unter Einschluß präoperativer
Systemtherapien, wird die Stanzbiopsie zur individuellen Risikoabschätzung immer wichtiger.

Auch die Stanzbiopsie kann sonographiegezielt oder mit Hilfe stereotaktischer
Einrichtungen durchgeführt werden.

In den letzten Jahren hat die Stanzbiopsie in vielen führenden Zentren die FNA
weitgehend verdrängt. Bei praktisch gleichbleibender Belastung der Patientin können weiterführende Informationen mit größerer Verläßlichkeit gewonnen werden.
Wir haben in einer kontrollierten Serie von vielen hundert Patientinnen nicht ein
einziges Mal ein falsch negatives Ergebnis beobachtet. An unserer Klinik ist die
Stanzbiopsie mittlerweile für jeden suspekten palpaben Herd obligatorisch.

Durch die Möglichkeit, den Patientinnen nach einer Gefrierschnittsdiagnostik
einer Stanzbiopsie kurzfristig und verläßlich eine sichere Diagnose bieten zu können, hat sich die Ablaufqualität des Diagnoseganges in unseren Händen wesentlich
verändert. Nicht nur für die reibungslose Organisationsplanung, sondern vor allem
auch für die psychologische Patientenführung ist dieses Verfahren ein echter
Qualitätssprung.

Kontraindikation: Es besteht keine absolute Kontraindikation für eine Stanzbiopsie.

Technik: Positionierung, Oberflächenbehandlung und Lokalanästhesie sind
ident zur FNA. Es sind verschiedenste manuelle, semiautomatische und automati-
sche Geräte sowohl auf Druckluft- als auch Federbasis im Handel. Nach unserer
Erfahrung ist eine qualitative Unterscheidung der einzelnen Produkte kaum mög-

lich, auch mit einfachen und kostengünstigen Systemen können sehr verläßliche Ergebnisse erzeilt werden. Entscheidend ist allerdings technische Übung und Erfahrung, insbesondere in der manuellen Fixation des Herdes. Das gewonnene Gewebspräparat kann sowohl fixiert als auch als Gefrierschnittpräparat weiterverarbeitet werden.

Komplikationen: Selten treten geringe Nachblutungen auf. Hämatome sind häufig und limitiert. Wir haben in über 1000 Fällen nicht eine einzige Infektion der Punktionsstelle beobachtet. Die theoretisch immer wieder angeführte Möglichkeit einer Tumorzellverschleppung kann nicht völlig ausgeschlossen werden. Wir haben vorsichtshalber an unserem Zentrum eine Strategie implementiert, daß bei späterer operativen Versorgung im Malignitätsfall nach Möglichkeit der Punktionskanal mitexcidiert wird.

3.1.3 Die Incisionsbiopsie

Nur der Vollständigkeit halber ist diese Form der Biopsie angeführt, in der eine operative Teilexcision eines Herdes durchgeführt wird. Das Verfahren ist aus tumorbiologischen und grundsätzlichen chirurgisch-onkologischen Überlegungen heraus abzulehen und entweder durch Stanzbiopsie oder Excisionsbiopsie perfekt ersetzbar.

3.1.4 Die Excisionsbiopsie

Unter Excisionsbiopsie versteht man die komplette Entfernung eines suspekten Herdes. Der heutige Standard besteht darin, eine Excisionsbiopsie technisch so durchzuführen, daß im Malignitätsfall die lokal operative Versorgung ohne die Notwendigkeit einer weiteren Nachresektion abgeschlossen ist [9]. Chirurgisch-technisch wird daher eine solche Biopsie praktisch ident sein mit einer therapeutischen Tumorectomie und wird auch dort besprochen (siehe Abschnitt 3.2.1.1).

Nachdem das Ausmaß des mitresecierten gesunden Gewebes mit dem Ausmaß des Malignitätsverdachtes korreliert, wird an dieser Stelle neuerlich auf die Bedeutung der Stanzbiopsie verwiesen. In erfahrenen Zentren, die routinemäßig palpable Herde durch Stanzbiospie abklären, sind zum Zeitpunkt einer Tumorexcision viele Informationen über den Herd bekannt, was nicht nur die Patientenführung und -aufklärung wesentlich erleichtert, sondern vor allem dem Chirurgen eine individuellere Eingriffsplanung ermöglicht.

Grundsätzlich ist eine Excisionsbiopsie in den meisten Fällen in Lokalanästhesie möglich. Wenn man allerdings das oben beschriebene Konzept der präoperativen Abklärung eines Herdes einhält, so ist eine Benign/Malign-Rate an Tumorexcisionen von deutlich kleiner als 1,0 anzustreben und erreichbar.

In diesem Kontext hat sich nach unserer Erfahrung ein einzeitiges Vorgehen in Allgemeinanästhesie für Patientinnen mit gesichertem oder weitgehend wahrscheinlichem Carcinom am besten bewährt. Eine definitive lokale Versorgung ist dadurch immer möglich. Voraussetzung ist ein eingespieltes Team für den histologischen Gefrierschnitt, um die Rate an Nachresectionen wegen positiver Schnittränder gering zu halten [10].

Die methodisch bedingten Limitationen des Gefrierschnittes sind für manche Argument zu einer zweizeitigen Vorgangsweise, die wir allerdings aufgrund der höheren Patientenbelastung für weniger empfehlenswert halten.

Ein wahrscheinlich benigner Herd oder gesichert benigner Herd mit z. B. patientenseitiger oder kosmetischer Operationsindikation wird nach Möglichkeit in lokalen Anästhesieverfahren entfernt.

3.2 Therapeutische Eingriffe

Die Entwicklung der Operationsverfahren beim Mammacarcinom ist ein Modellbeispiel für die Weiterentwicklung der modernen onkologischen Chirurgie. In kaum einem anderen Operationsgebiet wird so deutlich, daß chirurgische Behandlungsverfahren einerseits der zugrundeliegenden Vorstellung der Wissenschaft von Tumorbiologie und -entwicklung der jeweiligen Zeit entsprechen und andererseits die Lebensqualität der Patientinnen richtigerweise in zunehmendem Maße in den Mittelpunkt der operativen Strategie rückt.

Hat die Halstedsche Theorie von der regionalen Ausbreitung der Krebserkrankung über fast ein Jahrhundert die moderne Krebsbehandlung geprägt und mit der Etablierung des Radikalitätsprinzips nicht nur die chirurgische Onkologie begründet, sondern auch tatsächlich erstmals unzähligen Patientinnen das Leben gerettet, so haben in den letzten zwei Jahrzehnten des 20. Jahrhunderts zunehmend Überlegungen der Organerhaltung bei gleichbleibendem Überlebenserfolg den Durchbruch geschafft [11, 12].

Ein Prinzip ist bei allem Fortschritt in der Chirurgie des Mammacarcinoms gleichgeblieben: Der Tumor sowie befallene Lymphknotenstationen müssen komplett entfernt werden [13]. Das Zurücklassen von feststellbaren Tumorzellmengen, z. B. in Form positiver Schnittränder, ist mit der dauerhaften Heilung der Patientin nicht vereinbar [14]. In „inoperablen" Situationen, das heißt, wenn diese Radikalität nicht erreichbar ist, steht die moderne Chirurgie zurück, wenn auch nur temporär. Gerade im letzten Jahrzehnt haben wir mit der präoperativen Systemtherapie ein Werkzeug in die Hand bekommen, ausgedehnte Lokalbefunde in behandelbare Stadien zurückzuführen, und die präoperative Chemotherapie hat sich in bestimmten Indikationen zum Standard entwickelt. An Stelle des „Operieren, was der Patient aushält" ist das „Operieren, was operabel ist; operabel machen, was nicht operabel ist" getreten. Diese Grundprinzipien moderner chirurgischer Onkologie haben sich von ihrer Erschließung beim Brustkrebs hin zur Anwendung bei anderen Malignomen entwickelt.

Gerade in der Behandlung des Mammacarcinoms spielt allerdings die Organerhaltung eine besondere Rolle. Die besondere soziale und psychosexuelle Bedeutung der weiblichen Brust machen eine Organerhaltung bei Brustkrebs neben dem Heilungsziel zu einer Behandlungsaufgabe von ungeheurer Wichtigkeit.

Die Indikationsstellung zur Brusterhaltung hat sich daher in den letzten Jahren dramatisch verändert. Exakte Information, Aufklärung und Beratung der Patientin bei der gemeinsamen Festlegung eines Behandlungsplanes sind dabei von besonderer Bedeutung. Leider gibt es immer noch eine gewisse Anzahl von fortgeschrittenen oder irresponsiven Carcinomen, bei welchen ein brusterhaltendes Verfahren seriöserweise nicht in Frage kommt.

Es ist schwierig, eine allgemeingültige Regel für die Indikation zur Mastectomie bzw. Brusterhaltung anzugeben. Zu viele individuelle Faktoren, wie z. B. Brustdrüsen/Tumor-Größenverhältnis, Lokalisation, Grading, Rezeptorstatus und Anamnese, müssen in die Entscheidung miteinfließen. Als Grundregel mag gelten, daß das Ziel der Brusterhaltung immer sein muß, ein vernünftiges kosmetisches Ergebnis ohne Gefährdung des onkologischen Behandlungserfolges zu erzielen [15].

Weiters schlagen wir vor, vor Indikationsstellung zu einer Mastectomie bei Fehlen entsprechender Kontraindikationen eine präoperative Chemotherapie jedenfalls zu erwägen. In unserer Erfahrung ist mit diesem Verfahren mit einer deutlichen Tumorverkleinerung in mehr als 80 Prozent aller Patientinnen zu rechnen, und oftmals wird Brusterhaltung im Anschluß an diese Behandlung möglich.

3.2.1 Brusterhaltende Operationsverfahren

Die Differenzierung der brusterhaltenden Operationsverfahren ist graduell und wird durch eine internationale Terminologieverwirrung erschwert. Im wesentlichen unterscheiden sich die Eingriffe durch das Ausmaß des mit dem Tumorgewebe mitresezierten gesunden Resektionsrandes. Folgende Unterteilung hat sich nach unserer Meinung bewährt:

3.2.1.1 Tumorectomie (Lumpectomy)

Darunter versteht man die chirurgische Entfernung mit knappem Resektionsrand (1–3 mm gesundes Gewebe allseitig). Negative Schnittränder werden auch bei diesem Eingriff unbedingt gefordert. Diese Operation entspricht einer aggressiven Excisionsbiopsie und ist für die Carcinomchirurgie nach unserer Meinung nur bedingt geeignet (bei hochdifferenzierten „low-risk"-Carcinomen), insbesondere in amerikanischen Zentren mit aggressiver Nachbestrahlungspolitik jedoch sehr verbreitet [16]. Die kosmetischen Resultate sind naturgemäß außerordentlich günstig.

3.2.1.2 Weite Excision (Wide excision)

Darunter versteht man die chirurgische Entfernung des Herdes mit einem allseitigen Resektionsrand von etwa 1 cm. Generell wird der unter dem Tumor liegende Anteil der Pectoralisfascie dadurch mitreseziert. Diese Operationsmethode ist für den Großteil aller Mammacarcinome die Methode der Wahl. Ausgezeichnete kosmetische Ergebnisse kombinieren mit großer Sicherheit und geringer Nachresektionsfrequenz. Das tatsächliche Ausmaß des Resektionsrandes wird vom Tumortyp, vom Differenzierungsgrad des Tumors und von der Erfahrung des Operateurs abhängen.

3.2.1.3 Quadrantenresektion (Quadrantectomy)

Dabei wird der gesamte tumortragende Quadrant der Brustdrüse samt Fascie entfernt. Diese historisch erste angegebene Methode der Brusterhaltung wird wegen unzufriedenstellender kosmetischer Resultate zunehmend weniger angewandt, und bleibt ausgedehnten Befunden vorbehalten.

Technik der Brusterhaltung: In Allgemeinanästhesie wird eine nach kosmetischen Gesichtspunkten geplante Hautincision angelegt. Überlicherweise wird man direkt über dem Herd zugehen. Im allgemeinen sind zirkuläre Incisionen günstiger als radiäre [17]. Bei fraglich oder nicht palpabeln Herden ist eine präoperative Lokalisationsdiagnostik entweder mit Häkchen- oder Farbstoffmarkierung unerläßlich. In diesen Fällen empfielt sich unter Umständen auch eine Präparatradiographie. Unter sparsamer Excision des Fettgewebes wird je nach angestrebtem Resektionsrand der Herd unter Mitnahme der Fascie unter laufender Blutstillung reseziert.

Von entscheidender Bedeutung für die sachgerechte histopathologische Aufarbeitung ist eine ordnungsgemäße Orientierung des Präparates unmittelbar im Operationssaal durch den Operateur (z. B. Fadenmarkierung). Auch die Markierung der Resektionsfläche kann hilfreich sein.

Nach entsprechender Blutstillung wird die Wundhöhle schichtweise und nach kosmetischen Gesichtspunkten verschlossen. Nach unserer Erfahrung ist eine drucklose Drainage für 1–2 Tage günstig.

Komplikationen: Nachblutungen und Wundinfektionen sind bei Beachtung exakter chirurgischer Techniken extrem selten. Wundinfektionen sind wegen der Notwendigkeit offener Wundbehandlung und dem daraus resultierenden unzufriedenstellenden kosmetischen Resultat zu vermeiden.

Der „positive Schnittrand" ist die häufigste postoperative Komplikation. Die Angaben in der Literatur schwanken zwischen 1 und 7%. In diesen Fällen ist ausnahmslos eine vollständige Nachresektion anzustreben, wofür auch eine exakte primäre Präparatorientierung unabdingbar ist.

3.2.2 Axilläre Lymphadenectomie

Nach wie vor muß die axilläre Lymphknotenausräumung als Standardverfahren beim Mammacarcinom angesehen werden. Die Bedeutung liegt weniger in der therapeutischen oder prophylaktischen Tumorentfernung, als in der exakten Stadieneinteilung der Erkrankung, die für eine individuelle und risikoadaptierte Weiterbehandlung der Patientin unabdingbar ist [18]. Dieses Ziel kann mit anderen Verfahren, wie z. B. dem „axillary sampling", bei dem nur einige wenige Lymphknoten entfernt werden, nicht verläßlich erreicht werden.

Ein Ausnahme kann unter Umständen die Methode der Diagnostik des „sentinel lymph nodes" darstellen. Diese Methode wurde in den letzten Jahren konsequenterweise im Zuge des weiteren Bestrebens zur weiteren Minimierung der Patientenbelastung entwickelt und beruht darauf, daß durch entsprechende Verfahren jener „Wächter"-Lymphknoten identifiziert wird, der als anatomisch erster im Lymphabstromgebiet des Tumors liegt. Wenn dieser Lymphknoten negativ ist, so kann nach den derzeit vorliegenden Daten mit allergrößter Wahrscheinlichkeit davon ausgegangen werden, daß die nachgeschalteten Lymphknoten ebenfalls negativ sind. Inwieweit in diesen Fällen auf eine chirurgische Lymphknotenausräumung verzichtet werden kann, wird derzeit in klinischen Studien geprüft. Bis zum Eintreffen dieser Ergebnisse und zur Standardisierung der technisch delikaten Methode ist aber jedenfalls die Lymphadenectomie bei allen Carcinomen als obligatorisch anzusehen.

Technik: Üblicherweise wird bei brusterhaltenden Brustkrebsoperationen die Lymphadenectomie von einer getrennten Hautincision aus vorgenommen. Bei Tumorsitz im craniolateralen Quadranten können jedoch Primum und Axilla von einer Incision aus angegangen werden. Es wird das gesamte axilläre Lymphknoten-Fett-Gewebe im anatomischen Gebiet *M. latissimus dorsi – Vena axillaris – M. pectoralis minor*, vorzugsweise in toto, entfernt. Dabei werden die anatomischen Lymphknotenstationen I und II lateral und dorsal des *Pectoralis minor* mitentfernt und der *Apex axillae* fadenmarkiert. Die Resektion der Gruppe III, medial des *M. pectoralis minor*, ist meist mit der Notwendigkeit seiner Durchtrennung verbunden und nur bei makroskopischem Befall indiziert. Insbesondere bei der Präparation an der *Vena axillaris* kann durch metikulöse Präparationstechnik ein wesentlicher Beitrag zur Verhinderung eines postoperativen Lymphödems geleistet werden. Sorgfältigste Blutstillung und ausgiebige Unterdruckdrainage bis zum Sistieren der Sekretion komplettieren den Eingriff.

Komplikationen: Nachblutungen sind äußerst selten. Relativ häufig ist eine manchmal ausgiebige Lymphsekretion, die durch die Drainage meist gut beherrschbar ist. Die gefürchtetste Komplikation ist das akute oder chronische Lymphödem des gleichseitigen Armes, das manchmal therapierefraktär sein kann. Der erfahrene Chirurg kann durch entsprechende Technik einen wesentlichen Beitrag zu niedriger diesbezüglicher Morbidität leisten.

Es sei darauf hingewiesen, daß zum Standard brusterhaltender Therapie heute die postoperative Radiatio der operierten Brust gehört [19]. Inwieweit dieser Grundsatz auch bei älteren Low-risk-Patientinnen zutrifft, wird gerade in klinischen Studien geprüft.

Die Bestrahlung der operierten Axilla erhöht die lokale Morbidität dramatisch und ist bis auf seltenste Ausnahmefälle nicht indiziert. Bei medialem Tumorsitz wird manchmal eine Radiatio der *Thoracica-interna*-Kette empfohlen.

3.2.3 Mastectomien

Trotz aller Fortschritte der Brusterhaltung ist gelegentlich immer noch eine Mastectomie unabdingbar. Dies bedeutet nicht, daß kosmetische Gesichtspunkte völlig außer acht gelassen werden können. Exakte Operationstechnik ist gerade bei diesen Eingriffen für eine spätere Rekonstruktion von Bedeutung.

3.2.3.1 Modifiziert radikale Mastectomie

Diese von Patey angegebene Modifikation der Mastectomie unterscheidet sich von derselben durch die Schonung der beiden Brustmuskeln, was eine wesentliche Verbesserung der postoperativen Beweglichkeit sowie des kosmetischen Ergebnisses mit sich bringt. Sie ist das Standardverfahren unter den ablativen Eingriffen bei Brustkrebs [20, 21].

Technik: Die Brustdrüse wird spitzovalär umschnitten, und allseitig wird ein Haut-Subcutis-Lappen gebildet. Schrittweise wird unter laufender Blutstillung das gesamte Brustdrüsengewebe samt Fascie des *M. pectoralis major* entfernt. Eine axilläre Lymphadenectomie (siehe oben) wird in einem angeschlossen. Ausgiebige Drainagen und Druckverband helfen, das postoperative Ergebnis zu verbessern.

3.2.3.2 Radikale Mastectomie (Rotter-Halsted)

Dabei werden zusätzlich die beiden Brustmuskeln komplett entfernt. Dieser Eingriff ist tumorbiologisch nicht zielführend und daher obsolet.

3.2.3.3 Einfache Mastectomie

Eine Mastectomie ohne axilläre Lymphadenectomie kommt in Sondersituationen, wie z. B. als „Salvage"-Operation nach Rezidiv nach Brusterhaltung, bei Carcinomen unter 5 mm Durchmesser oder bei sehr alten multimorbiden Patientinnen in Betracht.

3.2.3.4 Subcutane Mastectomie

Die subcutane Mastectomie, also die Entfernung der Brustdrüse unter Erhaltung der Mamille, Areola und der Haut, ist beim Mammacarcinom kontraindiziert. Zunehmend diskutiert wird dieser Eingriff jedoch als prophylaktische Mastectomie bei Frauen mit höchstem genetischem Brustkrebsrisiko, ev. in Kombination mit einem synchronen rekonstruktiven Eingriff.

Nach Mastectomien ist eine Nachbestrahlung meist nicht erforderlich, unter Umständen allerdings bei ausgedehntem Tumorbefall oder mangelnder Radikalität.

3.3 Rezidiveingriffe

Generell gilt, daß bei Lokalrezidiven nach Brusterhaltung eine „Salvage"-Mastectomie indiziert ist, insbesondere wenn das Rezidiv in einem anderen Quadranten als dem Primum auftritt. Bei sogenannten Tumorbettrezidiven kann in spezialisierten Zentren durchaus eine zweiter Brusterhaltungsversuch gerechtfertigt werden.

3.4 Palliative Eingriffe

Die Rolle der Chirurgie in der Palliation muß zunehmend zurückhaltend beurteilt werden. Interdisziplinäres Management ist in diesen Situationen besonders nötig, die Strahlentherapie lokal der Operation häufig überlegen [22]. Zur Lösung kosmetischer und Lebensqualitätsprobleme bestehen aber immer wieder operative Indikationen, insbesondere für plastisch-rekonstruktive Deckungen [23].

Literatur

[1] Taucher S, Gnant M, Djavanmard M, Kandioler D, Goetzinger P, Rudas M, Steger G, Jakesz R (1996) Onkologie 19: 242
[2] Calle R, Viloq JR, Zafrani B (1986) Local control and survival of breast cancer treated by limited surgery followed by irradiation. Int J Radiol Oncol Biophys 12: 873
[3] Gisvold JJ, Goellner JR, Grant CS, et al. (1991) Breast biopsy: A comparative study of stereotaxically guided core and excisional techniques. Am J Roentgenol 162: 815

[4] Foster RS (1982) Core-cutting needle biopsy for the diagnosis of breast cancer. Am J Surg 143: 622
[5] Kopans DB (1989) Fine-needle aspiration of clinically occult breast lesions. Radiology 170: 313
[6] Layfield LJ, Crischilles EA, Cohen MB, et al. (1993) The palpable breast nodule. A cost effectiveness analysis of alternate diagnostic approaches. Cancer 72(5): 1642
[7] Schmidt R, Morrow M, Bibo M, et al. (1990) Benefits of stereotactic aspiration cytology. Admin Radiol 9: 35
[8] Parker SH (1992) When is core biopsy really core? Radiology 185: 641
[9] Silen W, Matory WE, Love SM (1996) Atlas of Techniques in Breast Surgery. Lippincott-Raven, Philadelphia
[10] Schnitt SJ, Conolly JL (1992) Processing and evaluation of breast excision specimens. A clinically oriented approach. Anat Pathol 98: 126
[11] Fisher B, Redmond C, Fisher E, et al. (1985) Ten year results of a randomized clinical trial comparing radical mastectomy and total mastectomy with and without radiation. N Engl J Med 312: 674
[12] Maddox WA, Carpenter JT, Laws HT, et al. (1983) A randomized prospective trial of radical (Halsted) mastectomy versus modified radical mastectomy in 311 breast cancer patients. Ann Surg 198: 207
[13] Cooper AP (1840) On the Anatomy of the Breast. Longmans Orme, Green, Brown, & Longmans, London
[14] Patey DH, Dyson WH (1948) The prognosis of carcinoma of the breast in relation to the type of operation performed. Br J Cancer 2: 7
[15] Veronesi U, Banfi A, Del Vecchio M, et al. (1986) Comparison of Halstedt mastectomy with quadrantectomy, axillary dissection and radiotherapy in early breast cancer: Long term results. Eur J Cancer Clin Oncol 22: 1085
[16] Lindley R, Bulman A, Parson P, et al. (1989) Histological features predictive of an increased risk of early local recurrence after treatment of breast cancer by local tumor excision and radical radiotherapy. Surgery 105: 13
[17] Wells SA, Young VL, Andriole DA (1994) Atlas of Breast Surgery. Mosby, St. Louis
[18] Kjergaard J, Blichert-Toft M, Andersen JA, et al. (1985) Probability of false negative nodal staging in conjunction with partial axillary dissection of breast cancer. Br J Surgery 72: 368
[19] Tinnemans JG, Lobbes T, van der Sluis RF, et al. (1985) Multicentricity in non-palpable breast carcinomas and implications for treatment. Cancer 56: 979
[20] Turner L, Swindell R, Bell WGT, et al. (1981) Radical versus modified radical mastectomy for breast cancer. Ann R Coll Surg Engl 63: 239
[21] Holland R, Hendricks H, Verbeek AL, et al. (1990) Extent, distribution and mammographic-histological correlations of breast ductal carcinoma in situ. Lancet 335: 519
[22] Hagensen CD (1971) Diseases of the Breast. WB Saunders, Philadelphia, S. 2
[23] Goldwyn RM (1987) Breast reconstruction after mastectomy. N Engl J Med 317: 1711

Korrespondenz: OA Dr. Michael Gnant, Prof. Dr. Raimund Jakesz, Universitätsklinik für Chirurgie, Universität Wien – Allgemeines Krankenhaus, Währinger Gürtel 18–20, A-1090 Wien, Österreich.

Strahlentherapie des Mammacarcinoms

Alexandra Resch, Wolfgang Seitz und *Richard Pötter*

1. Historischer Überblick

Die Strahlentherapie ist die zweitälteste Methode in der Behandlung des Mammacarcinoms. Tatsächlich erfolgte der Einsatz der Strahlentherapie annähernd zeitgleich mit der Entwicklung der chirurgischen Behandlung. Wenn wir den Beginn der modernen Mammachirurgie mit der Publikation der Ergebnisse der radikalen Mastectomie durch William Halstedt 1894 ansetzen, so erfolgte nur wenig später, 1897 durch Hermann Gocht, 2 Jahre nach Entdeckung der Röntgenstrahlen durch Wilhelm Röntgen, der erstmalige Einsatz der Strahlentherapie in der Behandlung von zunächst inoperablen Brustkrebspatientinnen.

Die anfangs zur Verfügung stehenden Röntgengeräte lieferten allerdings nur Röntgenstrahlen niedriger Energie, die durch eine hohe Hautdosis mit steilem Dosisabfall zum tieferliegenden Gewebe hin charakterisiert waren. Damit ergab sich die Toleranzdosis der Haut als limitierender Faktor, so daß tieferliegende Tumoren nicht ausreichend behandelt werden konnten.

Erst durch die Entwicklung von Bestrahlungsgeräten, die hochenergetische Strahlung (über 1 Megavolt = Hochvolttherapie) liefern, konnten diese Probleme überwunden werden. Diese Hochvoltgeräte erlangten jedoch erst lange nach dem 2. Weltkrieg in den frühen sechziger Jahren eine weite Verbreitung, und zu diesem Zeitpunkt setzte damit auch ein neuer Aufschwung in der Radiotherapie ein, da nun mehr Patienten, bei geringeren Nebenwirkungen, effektiver behandelt werden konnten.

Wurde die Strahlentherapie zunächst ähnlich wie in der Gynäkologie bei inoperablen Patientinnen eingesetzt, so erfolgte bald auch der Einsatz in postoperativen Konzepten mit dem Ziel, subklinisch verbliebene Tumorzellen zu vernichten. So wurde z. B. in Kopenhagen von 1951–1957 eine Studie (Kaae et al. 1977) durchgeführt, die gleiche Langzeitergebnisse hinsichtlich Tumorkontrolle und Gesamtüberleben bei Gruppen von Patienten mit einem superradikalen Operationskonzept gegenüber einem eingeschränkten radikalen operativen Vorgehen mit anschließender postoperativer Strahlentherapie zeigte.

Auch das Konzept einer Kombination von Radiotherapie mit brusterhaltenden Operationsverfahren ist nicht neu. So wurde bereits in den zwanziger Jahren in Wien eine Serie von Patientinnen mit brusterhaltender Operationstechnik im Sinne einer erweiterten Tumorresektion mit anschließender postoperativer Radiotherapie mit guten Ergebnissen behandelt (Borak 1926 und 1936, Goldschmidt 1934). Die Strahlentherapie umfaßt den betroffenen Quadranten sowie die (unbehandelte) Axilla und wurde mit Orthovoltgeräten durchgeführt. Geoffrey Keynes in London behandelte ab 1924 ebenfalls Patientinnen mit operablem Brustcarcinom mit einem ähnlichen Konzept, setzte für die postoperative Bestrahlung allerdings Brachytherapie ein (Keynes 1937). Die Weiterverfolgung dieser sehr fortschrittlichen Konzepte wurde durch den Ausbruch des Zweiten Weltkrieges verhindert.

Durch die bereits erwähnte Entwicklung der Hochvoltgeräte wurde es möglich, diese Behandlungsform mit verminderten Nebenwirkungen weiterzuentwickeln und somit vor allem das kosmetische Resultat zu verbessern. Vorkämpfer dieser Konzepte waren vor allem die französischen Radiotherapeuten, wie Robert Calle und Bernard Pierquin.

In den siebziger Jahren wurden schließlich große randomisierte Studien initiiert, die die Gleichwertigkeit der brusterhaltenden Operation in Kombination mit Strahlentherapie im Vergleich zur Mastectomie nachweisen konnten (Fisher et al. 1989, Veronesi et al. 1993, Uppsala-Örebro Group 1990, Clark et al. 1992).

Heute sind die wichtigsten Indikationen für eine Strahlentherapie in der Brustkrebsbehandlung:

1. Die postoperative Bestrahlung der Restbrust im Rahmen eines brusterhaltenden Therapiekonzeptes.
2. Die Behandlung der Brustwand nach Mastectomie.
3. Die Bestrahlung der Lymphabflußwege bei Hochrisikopatientinnen.

Außerdem ergeben sich zahlreiche weitere Anwendungsmöglichkeiten auch bei fortgeschrittener Erkrankung, wie z. B.:

4. Die primäre Bestrahlung (z. B. bei nicht operationsfähigen Patientinnen oder im Rahmen neoadjuvanter Therapiekonzepte).
5. Radiotherapie von lokoregionären Rezidiven.
6. Bestrahlung von Metastasen im Rahmen palliativer Therapiekonzepte.

2. Strahlentherapie nach brusterhaltender Operation

2.1. Grundlagen zur Indikationsstellung

Die Strahlentherapie nach brusterhaltender Operation stellt heute die wichtigste Indikation zur Strahlentherapie in der Behandlung des Mammacarcinoms dar, da dank verbesserter Früherkennung schon bis zu 70% der neuentdeckten Mammacarcinome konservativ behandelt werden können. Wie vorher erwähnt, haben die Ende der achtziger-/Anfang der neunziger Jahre publizierten Ergebnisse der großen randomisierten Studien die Effektivität der Radiotherapie und deren Bedeutung in den brusterhaltenden Therapiekonzepten zeigen können. Die vier größten, die hier kurz skizziert werden sollen, umfassen insgesamt 3.200 Patientinnen.

Die größte und vielleicht bekannteste Studie ist die NSABP-B-06 (Fisher et al. 1989). In dieser 3armigen Studie wurden Mastectomie, Tumorectomie, sowie Tumorectomie + Strahlentherapie verglichen. Nach einem medianen Follow-up von 8 Jahren zeigte sich eine signifikante Reduktion der Lokalrezidive bei den bestrahlten Patientinnen, verglichen mit jenen, die nur eine Tumorectomie erhalten hatten, ein Ergebnis, das sich in den beiden folgenden Publikationen nach 10 bzw. 12 Jahren bestätigte. Patientinnen mit positiven Lymphknoten erhielten in beiden Gruppen adjuvante Chemotherapie. Trotz dieser Therapie war die Lokalrezidivrate für Patientinnen der nicht bestrahlten Gruppe sehr hoch (43%).

In der schwedischen Uppsala-Örebro-Studie, in der 381 Patientinnen behandelt wurden (Uppsala-Örebro Group 1990), sollte vor allem untersucht werden, ob bei einer standardisierten Operationstechnik – in diesem Fall eine Segmentectomie – eine akzeptable lokale Tumorkontrolle ohne Strahlentherapie erreicht werden kann. In diese Studie wurden ausschließlich Patientinnen mit guten Prognosefaktoren (Tumor unter 2 cm, reseziert mit 2 cm freiem Resektionsrand, sowie histologisch negativen Lymphknoten) aufgenommen. Nach 3 Jahren zeigte sich noch kein signifikanter Unterschied in der Lokalrezidivrate, jedoch nach 5 Jahren betrug die Lokalrezidivrate in der nichtbestrahlten Gruppe 18%, verglichen mit 2% bei jenen Patientinnen, die Operation und Strahlentherapie erhalten hatten. In der Mailänder Studie wurden 567 Lymphknoten-negative Patientinnen mit Tumoren < 2 cm (Veronesi et al. 1993) mit Quadrantenresektion, mit und ohne Strahlentherapie, behandelt. Schon bei einem medianen Follow-up von 3 Jahren zeigte sich ebenfalls eine signifikante Reduktion der Lokalrezidive bei den bestrahlten Patientinnen. Allerdings war auch die Lokalrezidivrate in der allein operierten Gruppe relativ niedrig, was vermutlich auf die eher ausgedehnte Operationstechnik zurückzuführen ist. Auch bei einer weiteren, in Kanada durchgeführten Studie (Clark et al. 1992), die 837 Patientinnen umfaßte, die mit Tumorectomie bzw. Tumorectomie + Radiotherapie behandelt worden waren, zeigte sich bereits nach 3,5 Jahren eine hochsignifikante Abnahme der Lokalrezidive in der bestrahlten Gruppe.

Durch diese Studien konnte eindrucksvoll bewiesen werden, daß allein die Strahlentherapie in brusterhaltenden Therapiekonzepten eine erhebliche Reduktion der Lokalrezidive bewirkt. Ohne Strahlentherapie entwickeln 20–40% der Patientinnen ein Lokalrezidiv, und dieses Risiko scheint mit steigender Beobachtungszeit noch anzusteigen. Das Rationale der postoperativen Radiotherapie besteht darin, postoperativ subklinisch verbliebene Tumorzellen zu vernichten, dadurch einem Lokalrezidiv vorzubeugen und somit eine weitere Tumorausbreitung zu verhindern. Auch andere Therapieformen, wie Tamoxifen und Chemotherapie, scheinen die Lokalrezidivrate senken zu können, (wahrscheinlich um den Faktor 2–3), wobei dieser Effekt allerdings vor allem in Kombination mit Radiotherapie auftritt.

Eine eindeutige Verbesserung der Gesamtüberlebenszeit durch die Strahlentherapie konnte in den genannten Studien nicht bewiesen werden, allerdings war in Studien mit längerer Beobachtungsdauer eine Tendenz zu einem längeren Gesamtüberleben der bestrahlten Gruppe zu beobachten. In einer kürzlich publizierten Metaanalyse (Sauer 1996) konnte nun auch eine statistische Signifikanz im Gesamtüberleben bei 10 Jahren Nachbeobachtungszeit festgestellt werden. In dieser zuletzt publizierten Studie wurde die bisher fehlende statistische Signifikanz dahingehend erklärt, daß der Effekt erst nach 10–12 Jahren Beobachtungsdauer erkennbar ist, die in manchen Studien nicht erreicht wird, und daß die Fallzahl der einzelnen Studien teilweise zu klein ist.

2.2 Risikofaktoren für die Entwicklung eines Lokalrezidives

Das Auftreten eines Lokalrezidives ist ein wichtiger negativer Prognosefaktor für das Auftreten von Metastasen, und es hat sich gezeigt, daß Patientinnen mit einem Lokalrezidiv ein schlechteres Gesamtüberleben zeigen als andere, insbesondere wenn es sich um ein Frührezidiv handelt. Dafür sind grundsätzlich zwei Erklärungen möglich:

1. das Lokalrezidiv kann Ausgangspunkt für eine Metastasierung sein,
2. das Lokalrezidiv ist selbst eine Manifestation einer grundsätzlich bereits generalisierten Erkrankung.

Da diese Frage letztendlich derzeit nicht klärbar ist, ist es das Ziel der strahlentherapeutischen Behandlung, die Lokalrezidivrate durch individuelle Behandlung so niedrig wie möglich zu halten, da jedes einzelne aufgetretene Lokalrezidiv, unabhängig von einer möglichen weiteren Tumorausbreitung, einerseits eine enorme psychische Belastung der Patientin darstellt, durch die nötige Zweitbehandlung auch die therapiebedingte Morbidität deutlich erhöht und zusätzlich noch einen wesentlichen Kostenfaktor einbringt. Die bisher bekannten Risikofaktoren für das Auftreten eines Lokalrezidives können entsprechend ihrer Herkunft in klinische Faktoren, pathologisch-histologische Faktoren und therapeutische Faktoren unterteilt werden (Kurtz 1993):

a) *Klinische Faktoren:*
   – Alter
   – Tumorgröße
b) *Histopathologische Faktoren:*
   – Lymphknotenstatus
   – Histopathologisches Grading
   – Rezeptorstatus
   – Multifokalität
   – extensive intraductale Komponente (EIC)
   – Lymphgefäßeinbruch
c) *Therapeutische Faktoren:*
   – Operationstechnik, insbesondere Resektionsrand
   – Strahlentherapie (Dosis)
   – Systemische Therapie (Tamoxifen, Chemotherapie).

Obwohl bereits viele Prognosefaktoren bekannt sind, haben jedoch alle diese Faktoren für sich alleine genommen nur einen sehr geringen Voraussagewert. So kann man zur Zeit im Einzelfall weder voraussagen, welche Patientinnen ein Lokalrezidiv erleiden werden, noch ein aufgetretenes Lokalrezidiv erklären. Trotzdem erscheint es sinnvoll, Patientinnen mit einem besonders hohen Risiko eines Lokalrezidivs, z. B. einer Kombination aller bekannten Faktoren, zu identifizieren und sie einer individuellen Behandlung zuzuführen, da in mehreren Studien gezeigt werden konnte, daß bei Durchführung einer modernen Radiotherapie mit ausreichender Dosis sogar ein positiver Resektionsrand nicht zu einer Erhöhung der Lokalrezidivrate führt (Solin et al. 1991).

Andererseits gibt es auch eine große Gruppe von Patientinnen mit günstigen Prognosefaktoren, die möglicherweise keiner Strahlentherapie bedürfen. In der kanadischen Studie sowie in der NSAPB konnte keine solche Gruppe identifiziert werden, hingegen betrug in der Mailänder Studie (mit ausgedehnter Resektionstechnik) die Lokalrezidivrate bei Patientinnen über 55 Jahre auch ohne Strahlentherapie nur 3,8%. Ausgehend von diesem guten Resultat werden in mehreren Ländern (auch in Österreich) derzeit prospektive Studien durchgeführt, in der die Notwendigkeit der Nachbestrahlung von postmenopausalen Patientinnen mit guten Prognosefaktoren überprüft werden soll. Eine ähnlich konzipierte, prospektive amerikanische Studie (Haymen et al. 1996) wurde allerdings vorzeitig abgebrochen, da in der nichtbestrahlten Patientengruppe zu viele Lokalrezidive aufgetreten waren. In diese Studie wurden nur Patientinnen mit Tumoren unter 2 cm, histologisch negativer Axilla, keine EIC oder Lymphgefäßeinbrüche, sowie mind. 1 cm freiem Resektionsrand aufgenommen, das mediane Alter der Patientinnen war 67 Jahre. In diesem besonders günstigen Patientinnenkollektiv betrug die Lokalrezidivrate nach 3 Jahren 8%, in der bestrahlten Referenzgruppe 0%.

Man kann somit feststellen, daß nach derzeitigem Stand der Wissenschaft eine postoperative Radiotherapie bei allen brusterhaltend operierten Patientinnen indiziert ist.

Derzeit üblich ist die in allen Studien durchgeführte, im folgenden näher ausgeführte Bestrahlung der gesamten Restbrust, allerdings gibt es in neuester Zeit, ausgehend von der Tatsache, daß die weitaus überwiegende Zahl an Lokalrezidiven in unmittelbarer Nähe des Tumorbettes auftritt, auch Überlegungen, das Zielvolumen (ev. zugunsten einer höheren Dosis) zu verkleinern. Einzelne Studien (Ribeiro et al. 1990, Fentimen et al. 1991 und 1996, Resch et al. 1997) lassen dies möglich erscheinen; welche Patientengruppen und welche histologischen Subtypen von Tumoren für diese neuen Therapiekonzepte besonders geeignet sind, müssen erst weitere Studien klären.

2.3 Spezielle Indikationen

2.3.1 Carcinoma in situ

Beim *Carcinoma lobulare in situ (LCIS)* ist eine postoperative Radiatio nach derzeitigem Wissenstand nicht indiziert.

Beim *ductalen Carcinoma in situ (DCIS)* galt viele Jahre die Mastectomie als einzige Therapieempfehlung. Durch die zunehmende brusterhaltende Therapieform bei invasiven Tumoren wurden vor allem von den Patientinnen auch ähnliche Behandlungsweisen für das DCIS gefordert. In einer histopathologischen Aufarbeitung der Patientinnen der NSABP-B-06-Studie (Fisher et al. 1989) wurden etwa 50 Patientinnen mit DCIS gefunden, bei denen nach einer medianen Beobachtungszeit von 39 Monaten ebenfalls eine Reduktion der Lokalredizivrate durch Radiotherapie festzustellen war. Diese Beobachtung führte zu dem Schluß, daß das

DCIS eine ähnliche Sensibilität gegenüber Strahlentherapie aufweist, wie ein invasives Carcinom. Diese Hypothese wurde durch eine weitere NSABP-Studie (Fisher et al. 1993) geprüft, die 818 Patientinnen umfaßte. Nach einer medianen Beobachtungszeit von 3,5 Jahren betrug die Lokalrezidivrate 16% in der Kontrollgruppe gegenüber 7% in jener Gruppe, die eine Brustbestrahlung erhalten hatte. Invasive Lokalrezidive wurden von 8 auf 2% reduziert, neuerliche nichtinvasive Lokalrezidive von 8 auf 5 %.

Das DCIS wird daher aus strahlentherapeutischer Sicht derzeit wie ein invasives Carcinom behandelt. Derzeit laufende Studien sollen den Effekt von Tamoxifen mit oder ohne Strahlentherapie auf das Lokalrezidivrisiko prüfen, weiters auch den Einfluß der histologischen Subtypen des DCIS.

2.3.2 Morbus Paget der Mamilla

Ein Morbus Paget der Mamilla ist in etwa 2% aller Mamma-Carcinome anzutreffen. Meist wird eine Mastectomie durchgeführt. Nach brusterhaltender Therapie erfolgt die Bestrahlung wie beim invasiven Carcinom.

2.3.3 Cystosarcoma phylloides

Diese Tumoren stellen sowohl histologisch als auch prognostisch eine völlig andere Entität dar. Die Sinnhaftigkeit eines brusterhaltenden Therapiekonzeptes bzw. einer Nachbestrahlung ist zweifelhaft. Eine etwaige Nachbestrahlung kann z. B. bei fraglichen oder positiven Resektionsrändern oder bei Rezidiven empfohlen werden und erfolgt nach den Richtlinien der Bestrahlung von Weichteilsarcomen.

2.3.4 Mamma-Carcinom beim Mann

Fast 1% aller Mammacarcinome treten bei Männern auf. Die Prognose sowie auch die Lokalrezidivrate ist wie bei den Frauen mit dem initialen Tumorstadium korreliert. Die Therapieempfehlungen entsprechen jenen bei Frauen, allerdings wird in fast allen Fällen eine Mastectomie durchgeführt. Auch die Indikation zur Radiatio und die Bestrahlungsmodalitäten sind ident wie beim Mammacarcinom der Frau.

2.4 Vorgehen bei adjuvanter systemischer Therapie

Besonders bei Risikopatientinnen erfolgt oftmals eine adjuvante Chemotherapie. Die Indikationsstellung für die postoperative Strahlentherapie bleibt jedoch daneben unverändert, da die Lokalrezidivraten durch die systemische Therapie nicht ausreichend gesenkt werden können. Hingegen zeigen Patientinnen, die Chemotherapie und Strahlentherapie erhielten, trotz Zugehörigkeit zur Hochrisikogruppe in mehreren Studien (Kurtz 1996) besonders niedrige Lokalrezidivraten.

Die wissenschaftliche Literatur zur optimalen Sequenz von Radio- und Chemotherapie ist limitiert, beruht auf retrospektiven Analysen und ist oft widersprüchlich. Grundsätzlich sind 4 Möglichkeiten denkbar, um Radio- und Chemotherapie zu kombinieren: Radiotherapie (RT) zuerst – gefolgt von Chemotherapie (CT), CT zuerst – gefolgt von RT, simultane Radio-Chemotherapie – oder zuerst ein Teil der

CT, anschließend RT, abschließend wieder CT (üblicherweise als Sandwich-Therapie bezeichnet). Bedenken bestehen wegen eines erhöhten Risikos für Metastasierung bei Verzögerung der Chemotherapie oder auf der anderen Seite, daß ein Verzögern der Radiotherapie mit einer erhöhten Lokalrezidivrate einhergehen könnte. Es scheint möglich zu sein, Radio- und Chemotherapie simultan zu geben. Gesicherte Daten sind durch mehrere randomisierte prospektive, zur Zeit laufende Studien in den nächsten Jahren zu erwarten.

Bis dahin sollte die optimale Sequenz für die einzelne Patientin individuell bestimmt werden – ausgehend vom individuellen Risiko der Patientin für Metastasierung bzw. für die Entwicklung eines Lokalrezidivs. Z. B. erscheint es sinnvoll bei Patientinnen mit kleinen Tumoren, negativen Lymphknoten, jedoch knappem Resektionsrand, die Radiotherapie an den Anfang der postoperativen Therapie zu setzen. Bei einer Patientin mit mehreren positiven Lymphknoten und freien Resektionsrändern wird der Schwerpunkt hingegen sicherlich auf einem schnellen Beginn der Chemotherapie liegen.

In der Literatur wurde auch die optimale Sequenz bei der Gabe von Tamoxifen und Radiotherapie diskutiert. Beruhend auf der Hypothese, daß bei gleichzeitiger Einnahme von Tamoxifen und Radiotherapie die Radiosensibilität der Tumorzellen durch die Unterbrechung ihres Zellzyklus vermindert sein könnte, wurden einige Studien durchgeführt, die allerdings in vitro kontroversielle Resultate erbrachten (Kinsella et al. 1991, Sarkaria et al. 1994, Wazer et al. 1993). In klinischen Studien konnte keine Verschlechterung der Lokalkontrolle durch die Einnahme von Tamoxifen festgestellt werden. Im Gegenteil hatten die Patientinnen der NSABP-B14-Studie (Fisher et al. 1994), die gleichzeitig Tamoxifen und Radiatio erhielten, eine besonders niedrige Lokalrezidivrate. Weiters wurde auch eine Verschlechterung des kosmetischen Resultates nach brusterhaltender Therapie durch Tamoxifen postuliert, jedoch gibt es hierzu noch nicht genügend Daten, um eine sichere Aussage über die optimale Sequenz von Tamoxifengabe und Radiotherapie zu erlauben.

3. Strahlentherapie nach Mastectomie

3.1 Grundlagen für die Indikationsstellung

Nach Radikaloperation besteht ein 10–30%iges Risiko einer lokoregionären Rezidivbildung. Durch eine postoperative Radiatio kann nicht nur eine signifikante Senkung dieser Rezidivrate erzielt werden, in einigen Studien konnte bei mehr als drei befallenen Lymphknoten sowie bei medio-zentral lokalisierten Tumoren auch eine Verlängerung der Überlebenszeit gezeigt werden (Fletcher 1972, Host et al. 1977, Walgren et al. 1977).

In einer rezenten Publikation im New England Journal of Medicine konnte nun erstmals auch in einer großen prospektiven Studie bei Hochrisikopatientinnen nicht nur eine Reduktion der Lokalrezidive sondern auch ein signifikanter Überlebensvorteil der Patientinnengruppe, die neben Mastectomie und Chemotherapie auch eine Radiotherapie erhalten hatte, gegenüber dem Kontrollkollektiv, welches nur mit Mastectomie und Chemotherapie behandelt worden war, bewiesen werden (Overgaard et al. 1997).

Empfohlene Indikationen für eine adjuvante postoperative Radiotherapie der Thoraxwand:

- Tumoren mit mehr als 4 cm Durchmesser
- Brustwandnahe Tumoren
- Tumorentfernung nicht im Gesunden (Primärtumor bzw. axilläre Lymphknoten)
- Infiltration der Haut oder der Pectoralisfascie
- Mediozentraler Tumorsitz und befallene axilläre Lymphknoten
- Infiltration von Lymphknotenmetastasen in das paranodale Fettgewebe (Kapseldurchbruch)
- Lymphknotenmetastasen supra- oder infraclaviculär
- Axilläre Lymphknotenmetastasen nach inadäquater Dissektion (weniger als 10.
- histologisch aufgefundene Lymphknoten)
- Mehr als drei befallene axilläre Lymphknoten.

Weitere mögliche Indikationen: Für verschiedene weitere Ausgangssituationen nach Mastectomie fehlen bisher signifikante Daten, die eine Indikation zur adjuvanten postoperativen Radiatio der Thoraxwand belegen. Es gibt allerdings Hinweise, daß bei den folgenden Befundkonstellationen, mit ebenfalls hohem Risiko eines Lokalrezidivs, eine Radiatio zu empfehlen ist:

- Multizentrische Primärtumoren
- Medio-zentral lokalisierte Tumoren mit histologischen negativen axillären Lymphknoten
- Vorhandensein von 1–3 axillären Lymphknotenmetastasen (bei weniger als 10
- histologisch aufgefundenen Lymphknoten)
- Blut- und Lymphgefäßeinbruch
- Niedrige histologische Differenzierung (G3).

In Zweifelsfällen ist eine großzügige Indikationsstellung zu vertreten, da eventuell auftretende Rezidive der Thoraxwand die Prognose beträchtlich verschlechtern und, wenn inoperabel, mit Strahlentherapie schwer zu beherrschen sind.

Zusätzlich besteht für die Patientin eine starke psychische Belastung, wenn der Tumor lokal nicht beherrscht werden kann.

4. Durchführung der Strahlentherapie (Brust und Thoraxwand)

Die Bestrahlung erfolgt unter Hochvoltbedingungen mittels Telekobalt oder am Linearbeschleuniger mit einer Energie von 6–10 MV. Korpulentere Patientinnen mit voluminösen Brüsten sollten bevorzugt an Linearbeschleunigern behandelt werden.

4.1 Zielvolumen und Bestrahlungsplanung

Das klinische Zielvolumen (CTV) umfaßt nach brusterhaltender Therapie die gesamte Restbrust einschließlich des axillären Drüsenausläufers und die darunterliegende Brustwand unter Einschluß der Operationsnarbe mit einem Sicherheitsrand von etwa 1–1,5 cm.

Nach Mastectomie wird die Thoraxwand unter der entfernten Brust unter besonderer Berücksichtigung der Haut sowie der belassenen Brustwandmuskulatur in die Felder inkludiert. Die Feldgrenzen orientieren sich an der Dimension der verbliebenen kontralateralen Brust. Die Ablationsnarbe sollte in ganzer Länge im Bestrahlungsfeld erfaßt sein.

Der Dosisreferenzpunkt soll in Brustmitte, mindestens 2 cm unter der Haut liegen, wobei die Dosis üblicherweise im ICRU-Punkt (= Schnittpunkt der beiden Zentralstrahlen) spezifiziert wird. Die das Zielvolumen umschließende Isodose soll 90% der Dosis im Dosisreferenzpunkt nicht unterschreiten. Das Dosismaximum soll nicht über 110% der Dosis im Dosisreferenzpunkt betragen. Größere Schwankungen im Zielvolumen sollten vermieden werden, da sonst bei Überdosierung Spätfolgen bzw. bei Unterdosierung Rezidive vermehrt auftreten können.

Der mitbestrahlte Lungenanteil sollte 2 cm nicht überschreiten. In dieser Tiefe sollte der Feldrand (50%-Isodose) verlaufen.

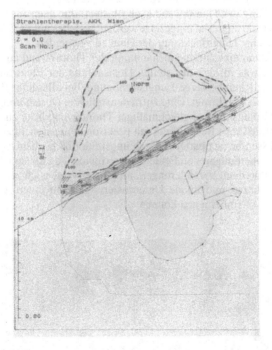

Abb. 1. Dosisverteilung bei der postoperativen Strahlentherapie der Brust bei einer 53jährigen Patientin mit *N. mammae dext.* pT1c, pN0 mittels 6 MeV-Photonen. Die Dosis wird im ICRU-Punkt (Dosisreferenzpunkt) normiert. Der mitbestrahlte Lungenanteil beträgt 18 mm. Das klinische Zielvolumen (CTV – in der Abbildung strichliert dargestellt) wird nahezu von der 90%-Isodose umfaßt. Zusätzlich werden Keilfilter zur Dosishomogenisierung verwendet

4.2 Bestrahlungstechnik

Die Bestrahlung der Brustdrüse einschließlich der Thoraxwand erfolgt üblicherweise über opponierende tangentiale Felder, die auch die *Mammaria-interna-*Lymphknoten einschließen können. Die Patientin liegt in Rückenlage, der Kopf wird leicht zur Gegenseite gedreht, der Arm ist um 90 abduziert und im Ellbogengelenk nach oben abgewinkelt.

Mit Hilfe einer Simulatoraufnahme werden die Bestrahlungsfelder und der Anteil der bestrahlten Lunge dokumentiert. Das Zielvolumen und das mitbestrahlte Volumen von Herz und Lunge können in der Planungscomputertomographie und der computerunterstützten Bestrahlungsplanung genau berechnet werden.

Die Bestrahlungfelder werden auf der Haut der Patientin markiert (z. B. mit Filzstift), um so die Reproduzierbarkeit während der gesamten mehrwöchigen Bestrahlung zu gewährleisten.

Eine Kontrolle während der Therapie ist durch regelmäßige Feldkontrollaufnahmen am Bestrahlungsgerät möglich und sinnvoll.

Zur Homogenisierung der Dosisverteilung werden abhängig von der Brustgröße und Brustform üblicherweise Keilfilter verwendet.

Zur Behandlung der Thoraxwand nach Mastectomie kann zusätzlich ein gewebeäquivalentes Bolusmaterial eingesetzt werden, welches auf die Thoraxwand aufgelegt wird, um eine Unterdosierung der Haut zu vermeiden.

Außerdem kann eine Strahlenbehandlung der Thoraxwand auch mittels Elektronen erfolgen, was infolge des steilen Dosisabfalls der Elektronenstrahlen den Vorteil einer deutlichen besseren Lungenschonung, bei allerdings deutlich höherer Hautbelastung, mit sich bringt. Eine zufriedenstellende Dosishomogenität im Zielvolumen ist allerdings nur bei gleichmäßiger Thoraxwanddicke zu erreichen, weshalb eine ausschließliche Bestrahlung mit Elektronen meist nicht zu empfehlen ist.

Beim Anpassen benachbarter Bestrahlungsfelder ist höchste Sorgfalt erforderlich, um Überschneidungen von Feldern zu vermeiden, da lokale Überdosierungen zu kosmetisch störenden Veränderungen, möglicherweise auch zu erheblichen Nebenwirkungen, führen und lokale Unterdosierungen mit einem erhöhten Risiko eines Lokalrezidivs einhergehen können.

Abb. 2. Feldkontrollaufnahme eines mediolateralen Tangentialfeldes am Kobaltgerät: Unter den tatsächlichen Bestrahlungsbedingungen kann so das Bestrahlungsfeld und der mitbestrahlte Lungenanteil genau dokumentiert werden

4.3 Dosis und Fraktionierung

Nach erfolgter Resektion des Tumors im Gesunden werden üblicherweise 45–50 Gy im ICRU-Punkt in einem Zeitraum von 5 Wochen, mit einer Einzeldosis von 1,8–2 Gy täglich, appliziert.

4.4 Lokale Dosisaufsättigung (BOOST)

Die Frage, ob nach Radiatio der Gesamtbrust eine lokale Dosisaufsättigung des Tumorbettes notwendig ist, wird in der Literatur kontroversiell beurteilt. Argument für eine lokale Dosisaufsättigung ist die Tatsache, daß in allen bekannten Studien die Lokalrezidive zu etwa 80% in unmittelbarer Umgebung des Tumorbettes auftreten, möglicherweise auf Grund residualer Tumorzellen. Auch die Überlegung, daß eine Dosis, die imstande ist, diese residualen Tumorzellen zu sterilisieren, nahe bei 60 Gray liegen muß und eine derartig hohe Dosis nur unter Einbußen des kosmetischen Resultats auf die gesamte Brust appliziert werden kann, spricht für eine lokale Dosisaufsättigung. In mehreren Studien konnte zudem die Abhängigkeit der Lokalrezidivrate von der applizierten Dosis gezeigt werden (Van Limbergen et al. 1987). Generell wiesen Studien mit höherer Gesamtdosis oder einer Boostdosis (Clark et al. 1982, Kurtz et al. 1984, Hery et al. 1984) deutlich niedrigere Lokalrezidive auf als andere Studien, die keinen Boost oder nur eine niedrige Gesamtdosis appliziert hatten. Trotzdem konnte bis heute die Wirksamkeit dieser Boost-Dosis noch in keiner prospektiv randomisierten Studie nachgewiesen werden. Komplizierend wirkt sich dabei noch die Tatsache aus, daß andere Arbeiten (Sedlmayer et al. 1996, Costello et al. 1996) im Rahmen von Qualitätssicherungsmaßnahmen nachweisen konnten, daß das Tumorbett, wenn es nicht vom Chirurgen intraoperativ markiert (geclipst) wird, vom Strahlentherapeuten später nur schwer zu identifizieren ist, und daß in einem gewissen Prozentsatz der Fälle ein sogenannter „geographical miss" vorkommt. Aufgrund dieser Ergebnisse sind alle bisher verfügbaren retrospektiven Studien über die Effektivität des Boosts in sehr kritischem Licht zu sehen und daher nur beschränkt aussagefähig.

Derzeit gibt es zwei große prospektiv randomisierte Studien, um diese Frage abschließend zu beantworten sowie Subgruppen von Patientinnen zu definieren, die eine Boostdosis benötigen, sowie auch diese Dosis festzulegen. Von einer dieser beiden Studiengruppen (Romestaing et al. 1996) wurden bereits erste Ergebnisse publiziert, die einen deutlichen Vorteil für die Boostgruppe mit einer erheblichen Reduktion der Lokalrezidivrate zeigen.

Grundsätzlich kann ein Boost perkutan mit Elektronen oder Photonen gegeben werden, wobei die Energie nach Lage des ehemaligen Tumorbettes zu wählen ist. Weiters ist auch die Applikation der Boostdosis mittels Brachytherapie möglich, die sich besonders bei größeren Brüsten sowie zentralem thoraxwandnahem Tumorsitz bewährt hat. Die aufgrund der (vor allem bei HDR) hohen Dosis direkt im Tumorbett erwartete, besonders gute Lokalkontrolle konnte in mehreren Publikationen (Kurtz et al. 1984, Seitz et al. 1990, Hammer et al. 1994 und 1998, Biber et al. 1998) bestätigt werden. Daneben konnten jedoch auch sehr gute kosmetische Resultate, in Folge der bei korrekter Applikationstechnik besonders kleinen Bestrahlungsvolumina (ca. 50 ccm), erreicht werden (Hammer et al. 1994 und 1998).

Weiters ist ein Brachytherapie-Boost aufgrund der erwähnten relativ hohen Dosis im Tumorbett, besonders auch bei knappen oder positiven Resektionsrändern, zu empfehlen.

Die Boost-Dosis beträgt bei perkutaner Radiotherapie zwischen 10 und 25 Gy, bei Brachytherapie-Boost werden üblicherweise Dosen zwischen 20–25 Gy (85% Isodose) LDR bzw. etwa 9–12 Gy (85% Isodose) HDR in einer oder mehreren Fraktionen appliziert. In Einzelfällen (z. B. bei klinischem Resttumor) können auch höhere Dosen verwendet werden.

5. Strahlentherapie der Lymphabflußwege

5.1 Grundlagen zur Indikationsstellung

Die Strahlenbehandlung der regionalen Lymphknoten wird in der Literatur kontroversiell diskutiert. In mehreren, allerdings retrospektiven Studien konnte eine Verbesserung des Gesamtüberlebens durch Mitbestrahlung der Lymphabflußwege nach Ablatio gezeigt werden, rezent nun auch in einer prospektiven Studie (Overgaard et al. 1997), bislang jedoch noch nicht nach brusterhaltender Operation. Die Vorteile einer Bestrahlung (vor allem die Reduktion von Rezidiven in den Lymphknotenstationen) müssen gegenüber den Nachteilen (hier vor allem die erhöhte Wahrscheinlichkeit der Entwicklung eines Lymphödems) sorgfältig abgewogen werden. In der Praxis hat sich eine Differenzierung je nach Art und Umfang der axillären Dissektion sowie dem histologischen Ergebnis bewährt: Wenn nach einer lege artis durchgeführten Dissektion der Level I und II der Axilla die Lymphknoten histologisch negativ sind, ist das Risiko eines Lymphknotenrezidivs als sehr niedrig anzusehen und eine Radiatio der Lymphknoten nicht erforderlich. Auch bei Patientinnen, die 1–3 positive Lymphknoten aufweisen, ist das Risiko von Lymphknotenrezidiven sehr niedrig und deshalb eine Strahlentherapie der Lymphabflußwege üblicherweise nicht notwendig. Diese kann jedoch durchgeführt werden, wenn sich Hinweise auf ein erhöhtes Lokalrezidivrisiko ergeben, beispielsweise wenn die Lymphknotenkapsel an einer Stelle durchbrochen ist und der Tumor in das Fettgewebe vorwächst.

Bei Patientinnen mit mehr als 4 positiven Lymphknoten kann eine Strahlentherapie empfohlen werden, diese geht allerdings mit einem etwas erhöhten Risiko von Nebenwirkungen einher.

Üblicherweise wird auch eine Bestrahlung der regionären Lymphabflußwege durchgeführt, wenn keine oder nur eine insuffiziente axilläre Dissektion erfolgt ist.

Die Bestrahlung der *Mammaria-interna*-Lymphknoten wird ebenfalls kontroversiell beurteilt. Dem Vorteil der Verminderung von entsprechenden Lokalrezidiven stehen allerdings die Nachteile des größeren bestrahlten Volumens (mit Teilen von Lunge und Herz) und der daraus resultierenden höheren Komplikationsraten sowie des erhöhten technischen Aufwandes für die Strahlenbehandlung gegenüber.

Grundsätzlich ergibt sich die Indikation zur Bestrahlung der ipsilateralen *Mammaria-interna*-Lymphknoten bei Vorliegen von zentralem oder medialem Tumorsitz, vor allem bei gleichzeitigem Nachweis von positiven axillären Lymphknoten. Die Indikationsstellung sollte allerdings individuell erfolgen und die Bestrahlung vor allem dann durchgeführt werden, wenn bei erhöhtem Lokalrezidivrisiko einer Patientin die Bestrahlung aufgrund der anatomischen Verhältnisse der Patientin ohne wesentliche Belastung von Normalgewebe (insbesondere Herz und Lunge) erfolgen kann.

5.2 Durchführung der Strahlentherapie

Indikationsstellung und Bestrahlungstechnik für die Strahlenbehandlung der locoregionären Lymphabflußwege sind nach brusterhaltender Operationstechnik und Mastectomie ident. Das klinische Zielvolumen umfaßt nach lege artis durchgeführter axillärer Lymphadenectomie üblicherweise nur die Level II (LN unter dem *Musculus pectoralis minor*) sowie Level III (alle LN medial und cranial des *M. pect. min.*) unter Einschluß des Sternoclaviculargelenkes sowie die supraclaviculären Lymphknoten und gegebenenfalls die ipsilateralen retrosternalen Lymphknoten.

5.2.1 Bestrahlungstechnik

Die Bestrahlung der *Mammaria-interna*-Lymphknoten kann durch Einschluß in die Tangentialfelder erfolgen. Dies ist insbesondere aufgrund der geänderten anatomischen Verhältnisse nach Mastectomie leichter möglich. Nach brusterhaltender Therapie ist ein Miteinbeziehen in die Tangentialfelder häufig nur unter Inkaufnahme einer großvolumigen Lungenbelastung möglich und sollte daher vermieden werden. Diesfalls wird ein gesondertes direktes Feld für die Bestrahlung der retrosternalen Lymphknoten angelegt, wobei sich die Verwendung einer Photonen-Elektronen-Mischtechnik empfiehlt, um die Dosis für die Medialstinalorgane möglichst niedrig zu halten. Der Dosisreferenzpunkt wird durch bildgebende Verfahren bestimmt und liegt üblicherweise in einer Tiefe von 3 bis 4 cm.

Zur Bestrahlung der *supraclaviculären Lymphknoten* sowie des *Apex axillae* wird ein gesondertes Feld cranial der Tangentialfelder angelegt. Dies erfordert eine exakte Feldanpassung, da Dosisüberschneidungen oder Unterdosierungen vermieden werden sollen. Um dies zu gewährleisten, werden spezielle Techniken, wie z. B. Drehung der Tischlängsachse oder spezielle Abschirmblöcke, eingesetzt.

Weitere individuelle Abschirmblöcke werden auch zur Schonung des Humeruskopfes sowie der Schilddrüse eingesetzt.

Sollen bei entsprechender Indikation (z. B. fragliche Radikalität in der Axilla) Level I und II der Axilla bestrahlt werden, wird diese in das zu diesem Zweck verbreiterte Supraclavicularfeld von ventral inkludiert. Dabei käme es allerdings zu einer Unterdosierung der tiefergelegenen Lymphknotenstationen, die deshalb durch ein weiteres dorsales Axillafeld aufgesättigt werden müssen.

5.2.2 Dosis und Fraktionierung

Bei postoperativ klinisch negativer Axilla werden 45–50 Gy mit Einzeldosen von 1,8–2 Gy täglich appliziert. Bei tastbaren vergrößerten supra- oder infraclaviculären Lymphknoten bzw. axillärem Resttumor ist eine lokale Dosisaufsättigung möglich.

6. Akute Nebenwirkungen und Strahlenfolgen

Die Radiotherapie des Mammacarcinoms wird normalerweise von den Patientinnen sehr gut toleriert. An allgemeinen Symptomen wird häufig eine geringe Müdigkeit und Abgeschlagenheit angegeben, weitere systemische Nebenwirkungen treten nicht auf.

Als lokale Akutreaktion kommt es etwa 2–3 Wochen nach Beginn der Strahlentherapie zu einem unter laufender Behandlung zunehmenden Erythem mit trockener Desquamation. An manchen Stellen (z. B. Druckstellen durch BH, der Lokalpflege schwierig zugänglichen Stellen wie der Mamma-Umschlagfalte) können auch kleine feuchte Epitheliolysen auftreten. Als Lokalpflege wird während der Radiatio vor allem parfumfreies Talkumpuder (z. B. Babypuder) eingesetzt, bei Auftreten höhergradiger Hautreaktionen auch antiphlogistische ev. corticoidhältige Cremes. Nach Abschluß der Behandlung empfiehlt sich eine reizlose Fettsalbe.

Als weitere Akutreaktion wäre noch ein mäßiges Ödem der behandelten Brust zu nennen, welches üblicherweise keiner Behandlung bedarf.

Veränderungen an der Lunge treten subakut etwa 4–6 Wochen nach Radiatio im Bereich der Bestrahlungsfelder auf, verlaufen meistens klinisch stumm und gehen dann allmählich in eine lokale Fibrose über. Die bei der tangentialen Bestrahlung der Mamma bzw. der Thoraxwand bestrahlten Lungenanteile werden möglichst klein gehalten. Bei der Bestrahlung der retrosternalen Lymphknoten ist eine Schonung der Lunge durch die Anwendung einer Photonen-Elektronen-Mischtechnik möglich, sodaß eine Strahlenpneumonitis nur äußerst selten auftritt, dann allerdings fast immer durch Gabe von Steroiden ausgezeichnet therapierbar ist.

In einigen Studien (Botnick et al. 1983, Hahn et al. 1978, Hansen et al. 1990) wird eine erhöhte Rate von Nebenwirkungen und Spätfolgen bei simultaner Chemotherapie postuliert, allerdings lediglich bei Anwendung von Schemata, die Methotrexat enthalten.

Spätveränderungen und kosmetisches Ergebnis: Neben dem primären Ziel der lokalen Tumorkontrolle kommt besonders dem kosmetischen Ergebnis der behandelten Brust eine bedeutende Rolle zu. So ist die Erhaltung der weiblichen Brust unter dem Aspekt „psychosozialer bzw. psychosexueller Folgen" für die Patientin nur dann von wirklicher Relevanz, wenn das Ergebnis vom kosmetischen und funktionellen Gesichtspunkt zufriedenstellend ist. Bei der überwiegenden Zahl der Patientinnen kann ein solches zufriedenstellendes Ergebnis erreicht werden. Für das kosmetische Endergebnis sind verschiedene individuelle und therapiebedingte Faktoren bestimmend. Das Auftreten und die Schwere von schlechten Resultaten nach brusterhaltender Therapie werden sowohl durch chirurgische als auch durch radiotherapeutische Maßnahmen beeinflußt. Zu den nicht beeinflußbaren, individuellen patienten- und tumorbezogenen Faktoren zählen als wichtigste Faktoren die Tumorgröße in Relation zur Größe der Brust sowie die Lokalisation des Tumors. Seitens der Chirurgie ist vor allem die Wahl der Operationstechnik, der Schnittführung sowie die Methode der Axilladissektion von entscheidender Bedeutung. Aber auch die unterschiedlichen Modalitäten der Radiotherapie sind gewisse Faktoren für das spätere kosmetische Erscheinungsbild der Brust.

Spätfolgen der Strahlenbehandlung sind vor allem kosmetisch störende, manchmal aber auch die Funktion einschränkende Veränderungen der bestrahlten

Brust, wie z. B. schwere Fibrosen oder Teleangiectasien. Daneben können auch Pigmentverschiebungen, wie *Hyper- und Hypopigmentationen,* der Brusthaut auftreten. Über die exakte Pathogenese von strahlenbedingter Fibrose und Teleangiectasie gibt es bislang noch keine eindeutige Erklärung. Lediglich die Zielzellen des pathogenetischen Vorgangs sind bekannt.

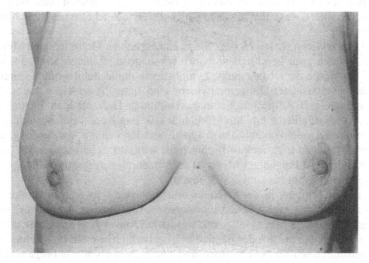

Abb. 3. Gutes kosmetisches Resultat bei einer 50jährigen Patientin (Tumorstadium pT2, pN0) 7 Jahre nach brusterhaltender Operation, postoperativer percutaner Radiatio sowie interstitiellem Iridium[192]-Boost

Bei der *Fibrose* sind in erster Linie die Fibroblasten und die Epithelzellen des vaskulären Systems betroffen. Das nach der Zerstörung des Gewebes entstehende Ödem bewirkt eine Veränderung im Kollagenstoffwechsel. Hieraus wiederum resultiert eine Proliferation von unlöslichem Kollagen und eine Umwandlung von ehemals lockerem Gewebe in hartes hyalines Gewebe. Am Ende besteht eine bleibende Fibrose, die zu einer verstärkten Retraktion der Brust mit Volumsverlust und Verziehung des Mamillen-Areola-Komplexes führen kann. Üblicherweise nimmt die Retraktion in den ersten 3–5 Jahren nach radiotherapeutischer Behandlung zu. Nach hohen Bestrahlungsdosen wurden auch weitere Verschlechterungen des kosmetischen Resultats bis zu 10 Jahren nach Behandlung beobachtet.

Teleangiectasien sind strahlenbedingte Schäden an den vasculären Strukturen der Haut. Durch die Beschädigung und den daraus resultierenden Verlust von Endothelzellen der kleinen dermalen Gefäße resultiert eine abnorme Proliferation, die zu einer Okklusion der Gefäße führt. Die klinische Manifestation der vasculären Veränderungen beginnt früher als jene der Fibrose (etwa ab 1 Jahr nach Bestrahlung).

Ausgeprägte Spätveränderungen, wie Fibrosen und Teleangiectasien, können bei korrekter moderner Radiotherapietechnik (niedrige Einzeldosis nicht über 2 Gy, Mehrfeldtechnik, individuelle Computerplanung zur Vermeidung von Dosisinhomo-

genitäten, ausreichende Energie der gewählten Strahlung sowie moderate Gesamtdosis) heute weitgehend vermieden werden.

Die bekannteste und in der Vergangenheit häufigste Spätfolge ist die *Entwicklung eines Lymphödems des Armes.* Dieses ist allerdings in weit höherem Maße mit
der Operationstechnik, vor allem der Radikalität bei der Ausräumung der Axilla,
korreliert. Ausgeprägte Lymphödeme werden heute nach lege artis durchgeführter
Chirurgie und bei Anwendung moderner Bestrahlungstechniken nicht oder kaum
mehr beobachtet oder stellen in vielen Fällen das erste Zeichen eines Lymphknotenrezidivs dar.

Spätveränderungen am Herzen, die zu einer erhöhten Morbidität und Mortalität
führen, wurden zwar beschrieben, jedoch vorwiegend in älteren Studien sowie in
solchen, in denen die retrosternalen Lymphknoten mitbestrahlt worden waren. Bei
den heute verwendeten Tangentialfeldern sind unter besonderen anatomischen
Bedingungen (z. B. Adipositas, Faßthorax) minimale Herzanteile im Bestrahlungsfeld enthalten, die keine erhöhte Morbidität erwarten lassen. Bei Bestrahlung der
retrosternalen Lymphknoten können Lunge und Herz durch Verwendung der erwähnten Photonen-Elektronen-Mischtechnik wirksam geschont werden. Weiters
können radiogene Folgen am Myocard auch dadurch vermieden werden, daß das
parasternale Feld nur bis zum 3. ICR reicht.

Auch die übrigen, in der Literatur beschriebenen schweren Spätfolgen nach
Strahlenbehandlung, wie z. B. Radioosteonekrose der Rippen, Armplexusläsionen,
Pericardfibrose, sind extrem selten und werden bei Anwendung moderner, dem heu-
tigen Standard entsprechender Bestrahlungstechnik nicht mehr beobachtet. Sämt-
liche genannten schweren Spätfolgen sind häufig „historisch" als Folge von Über-
dosierungen, z. B. infolge von Feldüberschneidungen, zu sehen. Bei entsprechender
Dosis, Fraktionierung und Bestrahlungstechnik sind derartige schwerwiegende
Folgen allerhöchstens bei sehr wenigen, (genetisch) extrem strahlenempfindlichen
Patienten zu beobachten.

7. Primäre und neoadjuvante Radiotherapie

Wenn auch bei fast allen Patientinnen die Chirurgie die Behandlungsform der ersten Wahl darstellt, so sollte doch nicht auf die Möglichkeit der primären Radiotherapie klinisch manifester Tumoren vergessen werden, da diese eine Alternative
zur Operation, insbesondere bei nichtoperationsfähigen bzw. operationsunwilligen
Patientinnen, darstellt. Mit dieser Behandlungsform erzielen einzelne Autoren-
gruppen (Calle 1976, Harris et al. 1981, Hellmann et al. 1980, Nobler et al. 1981,
Pierquin et al. 1980) Langzeitergebnisse lokaler Tumorfreiheit, die mit den
Erfolgen der radikalen Chirurgie annähernd vergleichbar sind. Voraussetzung ist allerdings eine der Tumorgröße entsprechende Dosis. Während für subklinische
Tumorzellenverbände eine Dosis zwischen 50 und 60 Gy in 5–6 Wochen ausreicht,
sind für Tumoren von 2 cm Größe bereits Gesamtdosen von 80 Gy erforderlich.
Diese Daten für eine erfolgreiche radiologische Tumorbehandlung werden durch
die oben erwähnten retrospektiven und prospektiven Studien gestützt. Auch größere
Tumoren der Stadien T3 und T4 können durch hochdosierte Radiotherapie lokal
saniert und somit auf diese Weise noch brusterhaltend behandelt werden, vor allem
dann, wenn zusätzlich noch eine Systembehandlung durchgeführt wird.

Um die für eine entsprechende Tumorkontrolle notwendigen hohen Gesamt-dosen bei vertretbaren Spätfolgen zu erreichen, kommen häufig interstitielle Thera-pieformen zum Einsatz, wobei die Brachytherapie mit einer perkutanen Bestrah-lung kombiniert werden kann.

8. Lokoregionäre Rezidive

Obwohl die Lokalrezidivrate durch die Strahlentherapie bei allen Patientengruppen signifikant gesenkt werden kann, existieren doch unterschiedliche Risikofaktoren für die Entwicklung eines Lokalrezidives. Andererseits ist auch das Vorkommen von Lokalrezidiven nach Operation und Strahlentherapie eine Tatsache, wobei die meisten dieser Lokalrezidive wiederum den Hochrisikogruppen zuzuordnen sind (Kurtz et al. 1983). Das Risiko eines Lokalrezidives besteht auch viele Jahre nach der Behandlung. Etwa 50% der Lokalrezidive treten innerhalb der ersten 3 Jahre auf, ein neuerliches Ansteigen der Lokalrezidive kann in vielen Studien zwischen 5 und 10 Jahren nach der Primärbehandlung festgestellt werden. Diese können am ur-sprünglichen Tumorsitz oder in einem anderen Quadranten auftreten. Üblicher-weise werden Lokalrezidive, die im Tumorbett oder nahe dem ursprünglichen Tumorsitz auftreten, als echte Rezidive, jene, die in einem anderen Quadranten nach mehreren Jahren auftreten, häufiger als neue Tumorfoci aufgefaßt.

8.1 Lokalrezidive in der erhaltenen Brust

Diese verschlechtern entsprechend der Ergebnisse vieler Studien die Prognose nicht wesentlich. Als Therapie wird meist eine Mastectomie durchgeführt. Allerdings ist auch eine erneute Excission des Rezidivs in brusterhaltender Technik möglich (Kurtz et al. 1990). Beim Lokalrezidiv in der nichtbestrahlten Brust sollte postope-rativ eine Radiatio der Restbrust durchgeführt werden. Beim Lokalrezidiv in der be-strahlten Brust wurden gute Ergebnisse nach erneuter Excission mit anschließender kleinvolumiger Bestrahlung des Tumorbettes berichtet (Mullen et al. 1997, Resch et al. 1997). Ausschlaggebend für die Therapiewahl ist vor allem die Größe des Lokalrezidivs, da nur bei kleinem Tumor bzw. einem günstigen Tumor/Brust-Vo-lumen ein zufriedenstellendes kosmetisches Ergebnis nach erneuter Teilresektion erwartet werden kann.

Die Überlebensrate beträgt etwa 70% nach 5 und noch immer 55% nach 10–15 Jahren, wobei Patientinnen mit Spätrezidiven (mehr als 5 Jahre nach Erstbehand-lung) die bessere Prognose aufweisen (Kurtz et al. 1983).

8.2 Lokalrezidive nach Mastectomie

Diese haben eine ungünstige Prognose, da ca. 80% der Patientinnen innerhalb von 2 Jahren Fernmetastasen entwickeln (Leung et al. 1986), die 10-Jahres-Überle-bensrate liegt bei etwa 5%. Bei der Behandlung sollten die gesamte Thoraxwand sowie auch die regionalen Lymphknoten in die Strahlungsfelder inkludiert werden, da die lokale Kontrollrate bei Verwendung zu kleiner Thoraxwandfelder deutlich sinkt und auch Folgerezidive in den nichtbestrahlten Lymphknotenstationen häufig sind. Die Strahlentherapie erfolgt wie bei der Erstbestrahlung der Brustwand meistens über tangentiale Photonenfelder unter Verwendung von Bolusmaterial zur ausreichenden Hautauslastung, seltener auch mittels Elektronenfeldern.

8.3 Lymphknotenrezidive in der Axilla

Diese werden üblicherweise chirurgisch saniert. Bei nicht vorbestrahlten Patientinnen sollte anschließend eine Radiatio der Lymphabflußwege erfolgen. Über die Prognose liegen nur wenige gesicherte Daten vor, sie ist aber offenbar günstiger als bei supraclaviculären Rezidiven.

8.4 Supraclaviculäre Lymphknotenrezidive

Supraclaviculäre Lymphknotenrezidive, die prognostisch in der Regel ungünstig sind und als Fernmetastasen gewertet werden können, können ebenfalls mit oder ohne lokaler Excission mit guten lokalen Kontrollraten strahlentherapeutisch behandelt werden (Hirn-Stadler 1990). Die mediane Überlebenszeit beträgt allerdings nur etwa 2,5 Jahre (Jackson et al. 1966, Hirn-Stadler 1990). Dies sowie die in vielen Studien beschriebene beträchtliche Reduktion der Supraclavicularrezidive nach adjuvanter Radiotherapie der Lymphabflußwege lassen allerdings eher die adjuvante prophylaktische Radiotherapie der Lymphabflußwege im Zuge der Primärbehandlung bei Patientinnen mit entsprechenden Risikofaktoren sinnvoll erscheinen.

9. Palliative Strahlentherapie

Auch beim metastasierenden Mammacarcinom kommt der Strahlentherapie im Rahmen von palliativen Behandlungskonzepten eine sehr bedeutende Rolle zu. Ziel der Behandlung ist die Verbesserung der Lebensqualität durch Beseitigung eines lokalen Symptoms. In manchen Fällen wird zwar auch eine Lebensverlängerung durch die Behandlung erreicht, dies ist jedoch nur von sekundärer Bedeutung. Der wesentliche Unterschied zwischen der kurativen und palliativen Behandlung liegt neben dem Behandlungsziel vor allem in der Strahlendosis, unter Umständen in einer geänderten Fraktionierung sowie üblicherweise in einer kürzeren Dauer der Strahlentherapie.

Die häufigste palliative Indikation zur Radiatio bei Patientinnen mit Mammacarcinom sind *Knochenmetastasen*. Behandlungsziel ist hier meistens die Besserung von Schmerzzuständen, gelegentlich auch die Verhinderung einer drohenden Fraktur, oder die Stabilisierung nach erfolgter chirurgischer Versorgung einer ossären Metastase. So können beispielsweise durch Knochenmetastasen bedingte Schmerzen bei fast 90% der Patientinnen durch Strahlentherapie wesentlich gebessert werden, unabhängig von moderner Pharmaco-Therapie, wie z. B. Bisphosphonaten. Oft tritt dieser Effekt schon gegen Ende der etwa 2–3 Wochen dauernden Strahlentherapie auf, meistens kurz nach Ende der Radiatio, und hält üblicherweise über einen längeren Zeitraum an. Bei Patientinnen mit osteolytischen Metastasen wird häufig eine Recalcifizierung erreicht, wodurch drohende Frakturen verhindert, die Mobilität der Patientin verbessert und eventuell sogar Operationen vermieden werden können.

Auch nach erfolgter Stabilisierung durch Osteosynthese empfielt sich eine Radiotherapie, um eine Implantatlockerung durch erneute lokale Tumorprogression zu verhindern.

Die (drohende) Rückenmarkskompression ist eine weitere vitale Indikation für die Radiatio. Die Ursache ist fast immer bedingt durch Tumorbefall der Wirbelkörper oder Wirbelbögen. Mehr als 90% der Patientinnen haben heftige bis unerträgliche therapieresistente Schmerzen. Bevorzugt sollte zunächst eine operative Entlastung mit unmittelbarer postoperativer Radiato erfolgen. Eine alleinige Strahlentherapie kann bei sich langsam und diskret entwickelnder Symptomatik oder bei Kontraindikationen für die Operation durchgeführt werden.

Üblich ist bei all diesen Indikationen eine Gesamtdosis von ca. 30–40 Gy in 10–20 Fraktionen. Allerdings sind auch Fraktionierungsschemata mit höheren Einzeldosen und kürzerer Gesamtbehandlungsdauer möglich. Die Wahl der Dosis und Fraktionierung sowie der Gesamtbehandlungsdauer erfolgt im Rahmen palliativer Behandlungskonzepte individuell.

Auch bei der Bestrahlung von *Gehirnmetastasen* kommt es bei der Mehrzahl der Patientinnen zu einem Rückgang der neurologischen Symptomatik, wobei diese Remission meistens über viele Monate anhält. Die mediane Überlebenszeit der bestrahlten Patienten mit multiplen Hirnmetastasen liegt bei 3–6 Monaten nach Behandlungsbeginn, etwa 5–15% der Patienten leben länger als 1 Jahr, bei guter objektiver Remission sind Überlebensraten nach einem Jahr bis zu 38% beschrieben.

Üblicherweise wird eine Ganzhirnbestrahlung mit einer Gesamtdosis von 30–40 Gy in 2–4 Wochen durchgeführt. Bei wenigen (3–4) Herden ist auch eine stereotaktische Radiotherapie möglich, die auch im Rezidivfall durchgeführt werden kann.

Auch bei den nicht selten auftretenden *intraocularen Metastasen* kann eine Strahlentherapie erfolgversprechend durchgeführt werden. Die Symptomatik umfaßt Visusminderung und Gesichtsfeldausfälle, seltener Kopfschmerzen, Doppelbilder oder lokale Schmerzen. Die Strahlentherapie gilt bei Aderhautmetastasen als Therapie der Wahl, da über 80% der Patientinnen eine erhebliche Symptombesserung zeigen und die Therapie rasch, nebenwirkungsfrei und kostengünstig durchgeführt werden kann. Die empfohlenen Strahlendosen liegen zwischen 20 und 50 Gy in 2–5 Wochen.

Eine weitere Gruppe von Indikationen ergibt sich beim Vorliegen *ausgedehnter locoregionärer Lymphknotenmetastasen*. So können z. B. durch Nerveninfiltration verursachte Schmerzen (z. B. axilläre Lymphknotenmetastasen mit Plexusinfiltration) durch eine Strahlenbehandlung von 30–50 Gy in 3–5 Wochen ebenfalls deutlich gebessert werden, auch bei bereits in diesem Bereich vorbestrahlten Patientinnen.

Als weitere vitale Indikation ist die *obere Einflußstörung* zu nennen, die bei Patientinnen mit Mammacarcinom gelegentlich auftritt. Auch hier ist die Ansprechrate sehr hoch, es kommt schon nach wenigen Fraktionen mit hoher Einzeldosis in ca. 75% der Fälle zu einer deutlichen Besserung der subjektiv und objektiv bedrohlichen Symptome.

Bestrahlt wird üblicherweise beginnend mit 2–4 höheren Einzelfraktionen von 3–4 Gy, gefolgt von konventionellen Einzelfraktionen von 2–3 Gy, bis zu einer Gesamtdosis von 30–50 Gy.

In neueren Therapiekonzepten kommt vor allem die stereotaktische Radiotherapie (Radiochirurgie) auch zur Behandlung einzelner (3–4) Lungen- oder Lebermetastasen zum Einsatz.

Die oben angeführten Liste palliativer Indikationen ist in keiner Weise vollständig, daneben sind individuell noch viele andere Indikationen denkbar. Zusammenfassend kann man festhalten, daß die palliative Bestrahlung eine effektive und kostengünstige Therapiemodalität darstellt, die mit relativ kurzer Behandlungsdauer und wenigen Nebenwirkungen eine Verbesserung bzw. Erhaltung der Lebensqualität durch Schmerzreduktion, verbesserte Mobilität, und Funktionserhaltung bzw. Funktionsverbesserung von Organen erreichen kann.

Literatur

[1] Biber E, Resch A, Langbauer G, Klein T, Seitz W, Pötter R (1998) HDR-brachytherapy boosts for T1/T2 breast cancer–First results of a longterm follow-up. Radiotherapy Oncology 47 (Suppl. 1): 2.

[2] Borak J (1926) Ist die postoperative Nachbestrahlung beim Mammacarcinom berechtigt. Wien Klin Wschr 21: 593–594.

[3] Borak J (1936) Die Behandlung des Brustdrüsenkrebses mit Tumorexstirpation und Röntgenbestrahlung. Strahlentherapie 56 (Heft 1): 200–204.

[4] Botnick L, Come S, Rose C, et al. (1983) Primary breast irradiation and concomitant adjuvant chemotherapy. In: Harris J, Hellman S, Silen W (eds.) Conservative Management of Breast Cancer. Lippincott, Philadelphia, S. 321.

[5] Calle R, Pilleron JP, Schlinger P (1973) Thérapeutiques »à visée conservatrice« des épithéliomas mammaires. Bulletin du Cancer 60: 217–231.

[6] Clark R, McCulloch P, Levine M, et al. (1992) Randomized clinical trial to assess the effectiveness of breast irradiation following lumpectomy and axillary dissection for node-negative breast cancer. J Natl Cancer Inst 84: 683.

[7] Costello S, Haig C, Phipps R (1996) Hitting the target – breast conservation, boost radiotherapy and geographical miss. Radiother Oncol 40 (Suppl. 1): 17.

[8] Fentiman IS, Poole C, Tong D, Winter PJ, Gregory WM, Mayles HMO, Turner P, Chaudary MA (1991) Iridium implant treatment without external radiotherapy for operable breast cancer. Eur J Cancer 27: 447–450.

[9] Fentiman IS, Poole C, Tong D, Winter PJ, Gregory WM, Mayles HMO, Turner P, Chaudary MA, Rubens RD (1996) Inadequacy of iridium implant as sole radiation treatment for operable breast cancer. Eur J Cancer 32A: 608–611.

[10] Fisher B, Redmond C, Poisson R, et al. (1989) Eight-year results of a randomized clinical trial comparing total mastectomy and lumpectomy with or without irradiation in the treatment of breast cancer. N Engl J Med 320: 822–828.

[11] Fisher B, Costantino J, Redmond C, et al. (1993) Lumpectomy compared with lumpectomy and radiation therapy for the treatment of intraductal breast cancer. N Engl J Med 328: 1581–1586.

[12] Fisher B, Anderson S (1994) Conservative surgery for the management of invasive and noninvasive carcinoma of the breast: NSABP trials. World J Surg 18: 63–69.

[13] Fletcher GH (1972) Local results of irradiation in primary management of localized breast cancer. Cancer 29: 545.

[14] Gocht H (1903) Handbuch der Röntgenlehre, 2. Aufl. Enke, Stuttgart.

[15] Goldschmidt W (1934) Aktuelles über das Mammacarcinom. Wien Med Wschr 46: 1236–1237.

[16] Hahn P, Hallberg O, Vikterlof K (1978) Acute skin reactions in postoperative breast cancer patients receiving radiotherapy plus adjuvant chemotherapy. Am J Roentgen 130: 137.

[17] Halsted W (1894) The results of operations for cure of cancer of the breast performed at Johns Hopkins Hospital. Johns Hopkins Hosp Bull 4: 497.

[18] Hammer J, Seewald DH,Track C, Zoidl JP, Labeck W (1994) Breast cancer: Primary treatment with external beam radiotherapy and high-dose-rate-iridium implantation. Radiology 193: 573–577.

[19] Hammer J, Track C, Seewald DH, Zoidl JP, Labeck W, Putz E, Gruy B (1998) Excellent 5 and 10 year results of EBRT and 192 iridium BT in 644 patients with breast cancer. Radiother Oncol 47 (Suppl. 1): 2.

[20] Hansen R, Erickson B, Komaki R, et al. (1990) Concomitant adjuvant chemotherapy and radiotherapy for high risk breast cancer patients. Breast Cancer Res Treat 17: 171.

[21] Harris JR, Botnick L, Bloomer WD, Chaffey JT, Hellman S (1981) Primary radiation therapy for early breast cancer: The experience at the Joint Center for Radiation Therapy. Int J Radiat Oncol Biol Phys 7: 1549–1552.

[22] Hayman J, Schnitt S, Gelman R, et al. (1996) A prospective trial of conservative surgery (CS) alone without radiation therapy (RT) in selected patients with early-stage breast cancer (Abstract). Int J Radiat Oncol Biol Phys 32 (Suppl 1): 209.

[23] Hellman S, Harris JR, Levene MB (1980) Radiation therapy of early carcinoma of the breast without mastectomy. Cancer 46: 988–994.

[24] Héry M, Namer M, Verschoore J, et al. (1984) Conservative treatment of breast cancer: A report on 108 patients. Int J Radiat Oncol Biol Phys 10: 2185.

[25] Hirn-Stadler B (1990) Das Supraklavikularrezidiv des Mammacarcinoms. Strahlenther Onkol 166: 774–777.

[26] Host H, Brennhard J (1977) The effect of postoperative radiotherapy in breast cancer. Int J Radiat Oncol Biol Phys 2: 1061.

[27] Jackson SM (1966) Carcinoma of the breast – The significance of supraclavicular lymph node metastases. Clin Radiol 17: 107.

[28] Kaae S, Johansen H (1977) Does simple mastectomy followed by irradiation offer survival comparable to radical procedures? Int J Radiat Oncol Biol Phys 2: 1163.

[29] Keynes G (1937) Conservative treatment of cancer of the breast. Br Med J 2: 643.

[30] Kinsella T, Gould M, Mulcahy R, et al. (1991) Keynote address: Integration of cytostatic agents and radiation therpy: A different approach to "proliferating" human tumors. Int J Radiat Oncol Biol Phys 20: 295.

[31] Kurtz JM, Spitalier JM, Amalric R (1983) Late breast recurrence after lumpectomy and irradiation. Int J Radiat Oncol Biol Phys 9: 1191–1194.

[32] Kurtz JM, Amalric R, Santamaria F, et al. (1984) Radiation therapy after breast-conserving surgery for stage I and II mammary carcinoma. Strahlentherapie 160: 239.

[33] Kurtz JM (1993) Factors which predict breast relapse. Recent Results Cancer Res 127: 137–150.

[34] Kurtz JM (1996) How to predict the risk of local relape in the preserved breast. Recent Results Cancer Res 140: 263–272.

[35] Leung S, Otmezguine Y, Calitchi E, et al. (1986) Locoregional recurrences following radical external beam irridation and interstitial implantation for operable breast cancer – A twenty three year experience. Radiother Oncol 5: 1.

[36] Mullen E, Deutsch M, Bloomer W (1997) Salvage radiotherapy for local failures of lumpectomy and breast irradiation. Radiotherapy Oncology 42: 25–29.

[37] Nobler MP, Venet L (1981) Twelve years' experience with irradiation as the primary treatment for breast cancer. Int J Radiat Oncol Biol Phys 7: 33–42.

[38] Overgaard M, Hansen PS, Overgaard J, Rose C, Andersson M, Bach F, Kjaer M, Gadeberg CC, Mouridsen H, Jensen MB, Zedeler K (1997) Postoperative radiotherapy in high-risk premenopausal women with breast cancer who receive adjuvant chemotherapy. New Engl J Med 337: 949–955.

[39] Pierquin B, Owen R, Maylin C, Otmezguine Y, Raynal M, Mueller W, Hannoun S (1980) Radical radiation therapy of breast cancer. Int J Radiat Oncol Biol Phys 6: 17–24.

[40] Resch A, Biber E, Kolb R, Seitz W, Pötter R (1997) Brusterhaltende Chirurgie mit PDR-Brachytherapie zur Behandlung des kleinen Lokalrezidivs nach primär brusterhaltender Therapie und Radiatio. Acta Chir Austr 29, Suppl 130: 146.

[41] Resch A, Biber E, Seifert M, Kubista E, Scholz F, Wunderlich M, Kolb R, Seitz W, Pötter R (1997) Brachytherapie als alleinige strahlentherapeutische Behandlung nach brusterhaltender Therapie bei T1–T2 Mammacarcinom – vorläufige Ergebnisse eines neuen Behandlungskonzeptes. Acta Chir Austr 29, Suppl 134: 6.

[42] Ribeiro GG, Dunn G, Swindell R, et al. (1990) Conservation of the breast using two different radiotherapy techniques: Interim report of a clinical trial. Clin Oncol 2: 27–34.

[43] Romestaing P, Lehingue Y, Carrie C, Coquard R, Ardiet JM, Mamelle N, Gerard JP (1996) Role of A 10 Gy boost in the conservative treatment of early breast cancer. Results of a randomized clinical trial in Lyon, France. Radiotherapy Oncology 40 (Suppl. 1): 72.

[44] Sarkaria J, Miller E, Parker C, et al. (1994) 4-Hydroxytamoxifen, an active metabolite of tamoxifen, does not alter the radiation sensitivity of MCF-7 breast carcinoma cells irradiated in vitro. Breast Cancer Res Treat 30: 159.

[45] Sauer R (1996) Einfluß der lokalen Kontrolle auf das Gesamtüberleben nach brusterhaltender Therapie des Mammacarcinoms. Strahlenther Onkol 172: 181–185.

[46] Seitz W, Stanek C, Stadler B, Binder W, Jakesz R, Reiner G (1990) Interstitielle Radiotherapie des Mammacarcinoms. Präliminärer Bericht über eine prospektive Studie an 165 brusterhaltend behandelten Fällen. Strahlenther Onkol 166: 654–658.

[47] Sedlmayer F, Rahim H, Kogelnik D, Menzel C, Merz F, Deutschmann H, Kranzinger M (1996) Quality assurance in breast cancer. Brachytherapy: Geographic miss in the interstitial boost treatment of the tumor bed. Int J Radiat Oncol Biol Phys 34: 1133–1139.

[48] Solin LJ, Fowble ML, Schultz DJ, Goodman RL (1991) The significance of the pathology margins of the tumor excision on the outcome of patients treated with definitive irradiation for early stage breast cancer. Int J Radiat Oncol Biol Phys 21: 279–287.

[49] The Uppsala-Orebro Breast Cancer Study Group (1990) Sector resection with or without postoperative radiotherapy for stage I breast cancer: A randomized trial. J Natl Cancer Inst 82: 277–282.

[50] Van Limbergen E, Van den Bogaert W, Van der Schueren E, Rijnders A (1987) Tumor excision and radiotherapy as primary treatment of breast cancer. Analysis of patient and treatment parameters and local control. Radiother Oncol 8: 1–9.

[51] Veronesi U, Luini A, Del Vecchio M, et al. (1993) Radiotherapy after breast-preserving surgery in women with localized cancer of the breast. N Engl J Med 328: 1587–1591.

[52] Wallgren A (1977) A controlled study: Preoperative versus postoperative irradiation. Int J Radiat Oncol Biol Phys 2: 1167.

[53] Wazer D, Joyce M, Chan W, et al. (1993) Effects of tamoxifen on the radiosensitivity of hormonally responsive and unresponsive breast carcinoma cells. Radiat Oncol Invest 1: 20.

Korrespondenz: OA Dr. Alexandra Resch, Universitätsklinik für Strahlentherapie und Strahlenbiologie der Universität Wien, Währinger Gürtel 18–20, A-1090 Wien, Österreich; Univ.-Prof. Dr. Wolfgang Seitz, Vorstand der Abteilung für Brachytherapie, Universitätsklinik für Strahlentherapie und Strahlenbiologie der Universität Wien, Währinger Gürtel 18–20, A-1090 Wien, Österreich; O. Univ.-Prof. Dr. Richard Pötter, Vorstand der Universitätsklinik für Strahlentherapie und Strahlenbiologie der Universität Wien, Währinger Gürtel 18–20, A-1090 Wien, Österreich.

Adjuvante Behandlung des primären Mammacarcinoms

Kurt Possinger, Yvonne Große und *Hans-Jörg Senn*

Ziel adjuvanter chemotherapeutischer Behandlungsmaßnahmen ist die Eradikation verborgener lymphogener und insbesondere hämatogener Mikrometastasen, die sich nach der Entfernung des Primärtumors und der axillären Lymphknoten noch im Organismus befinden können. Nachbeobachtungen von Patientinnen, die vor 20 Jahren adjuvant medikamentös behandelt worden waren, zeigen, daß etwa 5 bis 8% aller Frauen durch die systemische Therapie zusätzlich geheilt werden können, was einer Senkung der zu erwartenden Mortalität um 15–25% entspricht. Die Heilungsquote liegt um so höher, je geringer die primäre Tumorausdehnung ist. Vielversprechend sind zusätzliche Therapieverfahren, wie die Gabe von Bisphosphonaten, von Antikörpern, die gegen Tumorzellen, Wachstumsfaktor-Rezeptoren oder Onkogenprodukte gerichtet sind, oder in Zukunft vielleicht von Medikamenten, die die Tumorangiogenese unterdrücken.

Chemotherapie

Chemotherapie bei fehlendem axillärem Lymphknotenbefall

Die Effektivität einer adjuvanten Chemotherapie bei nodal negativen Patientinnen wurde von der Early Breast Cancer Trialists Collaborative Group (EBCTCG) meta-analytisch untersucht [5]. Nach 10jähriger Beobachtungszeit lag in der Chemotherapiegruppe sowohl das rückfallfreie Überleben um 7,1% als auch das Gesamtüberleben um 4% höher als in der Kontrollgruppe. Die jährliche Mortalitätsrate wurde gegenüber den systemisch unbehandelt gebliebenen Patientinnen um 18 ± 8% vermindert.

Diese Ergebnisse wurden durch eine neuerliche Metaanalyse im September 1995 bestätigt. Verglichen mit nodal-positiven Patientinnen scheinen nodal-negative Patientinnen sogar einen größeren Vorteil aus einer adjuvanten Behandlung zu ziehen (Tab. 1).

Tabelle 1. Metaanalyse der Early Breast Cancer Trialists Collaborative Group zur Wirkung adjuvanter Chemotherapien bei nodal-negativen und nodal-positiven Patientinnen (Sept. 1995)

	15 Jahre Kh-frei (%)	15 Jahre Kh-frei: Differenz (%)	15 Jahre Überleben (%)	15 Jahre Überleben: Differenz (%)
Alle	35,2 vs. 31,4	3,8 ± 1,3	44,6 vs. 39,9	4,7 ± 1,3
N0	63,5 vs. 56,0	7,5 ± 1,7	73,9 vs. 67,4	6,5 ± 1,6
N+	39,5 vs. 33,0	6,5 ± 1,1	49,9 vs. 45,2	4,7 ± 1,1

Auch in jüngst publizierten Einzelinstitutionsstudien konnten diese günstigen Behandlungsergebnisse belegt werden [19]. So fanden Bonadonna und Mitarbeiter bei prä- und postmenopausalen Patientinnen mit rezeptornegativen Tumoren und fehlendem axillärem Lymphknotenbefall, die mit CMF behandelt worden waren, nach 10 Jahren signifikant bessere Behandlungsergebnisse: Der Anteil rückfallfreier Patientinnen lag in der CMF-Gruppe bei 71% (95% Cl: 56–86) und in der unbehandelten Kontrollgruppe bei nur 43% (95% Cl: 28–58). Auch die Gesamtüberlebensrate war signifikant unterschiedlich: CMF: 80% (95% Cl: 68–92) versus Kontrolle: 50% (95% Cl: 34–66).

Chemotherapie bei axillärem Lymphknotenbefall

Die aussagekräftigsten randomisierten Untersuchungen zur Frage der Beeinflußbarkeit der Krankheitsverläufe durch adjuvante Polychemotherapien bei nodal-positiven Patientinnen wurden von den Arbeitsgruppen um Bonadonna und der amerikanischen Studiengruppe der NSABP durchgeführt.

Die von Bonadonna zunächst angewandte 12monatige CMF-Therapie erlaubt einen Effektivitätsüberblick über 20 Jahre. Es zeigte sich [1], daß der Anteil krankheitsfrei (p < 0,001) und insgesamt überlebender Patienten (p = 0,03) in der CMF-Gruppe signifikant höher ist als in der Kontrollgruppe. Auch die medianen Überlebenszeiten sind signifikant länger (Tab. 2).

Tabelle 2. 20-Jahres-Ergebnisse: Adjuvante CMF-Therapie vs. Kontrolle [3]

	Kontrolle	CMF
Patientenzahl	179	207
Zeit bis zum Wiederauftreten	40 Monate	83 Monate
Mediane Überlebenszeit	104 Monate	137 Monate
Rückfallfreies Überleben	25%	32%
Gesamtüberleben	23%	34%

Im Gegensatz [12] zu nicht-altersadaptierten CMF-Dosierungen und insbesondere anthracyclinhaltigen Therapieprotokollen ergaben die Untersuchungen von Bonadonna bei postmenopausalen Patientinnen keine auffälligen Beeinflussungen der Krankheitsverläufe. Dies dürfte darauf zurückzuführen sein, daß einerseits die Anzahl postmenopausaler Patientinnen in der Studie von Bonadonna sehr gering und andererseits im Therapieprotokoll eine deutliche Zytostatikadosisreduktion vorgesehen war.

Da die postoperativ verbliebene cryptogene Tumormasse und die Ausprägung der chemotherapeutischen Wirksamkeit in engem Zusammenhang stehen, werden die günstigsten Behandlungsergebnisse auch bei Patientinnen mit geringer Ausdehnung des primären Tumorgeschehens, also mit geringem Lymphknotenbefall, gefunden (Tab. 3).

Tabelle 3. 20-Jahres-Ergebnisse: Adjuvante CMF-Therapie vs. Kontrolle, Subgruppenanalysen [3]

	Kontrolle (%)	CMF (%)	Kontrolle (%)	CMF (%)
Prämenopause	26	37	24	47
Postmenopause	24	26	22	22
Befallene Lymphknoten				
1–3	29	37	24	38
4–10	18	26	27	27
> 10	0	0	0	17

Um die Behandlungsergebnisse weiter zu verbessern, wurde versucht, in Abhängigkeit von der Ausdehnung des Lymphknotenbefalls eine Therapieintensivierung durchzuführen. Hierbei erwies sich allerdings bei Patientinnen mit nur 1–3 befallenen Lymphknoten die konventionelle CMF-Therapie einer sequentiellen Behandlung von CMF, gefolgt von Adriamycin, als ebenbürtig. Bei Patientinnen mit 4 und mehr befallenen Lymphknoten jedoch waren die Behandlungsergebnisse der primären Gabe von 4 Cyclen Doxorubicin (75 mg/m^2, q 3 Wo.), gefolgt von 8 Cyclen CMF (600/40/600 m^2, q 3 Wo.), der umgekehrten Sequenz signifikant überlegen. Bonadonna empfahl deshalb diese Behandlungsform bei fortgeschrittenem Lymphknotenbefall [2].

Tabelle 4. Konventionelle vs. intensivierte Polychemotherapie bei nodal-positiven Patientinnen: Behandlungsergebnisse

Therapie	Lymphknoten	Patienten	5-J.-Rückfälle	5-J.-Todesfälle
4 × 60 mg/m^2 A + 4 × 600 mg/m^2 Cyc	1–3	430	129	61
4 × 60 mg/m^2 A + 2 × 1200 mg/m^2 Cyc		429	134	66
4 × 60 mg/m^2 A + 4 × 1200 mg/m^2 Cyc		428	120	71
4 × 60 mg/m^2 A + 4 × 600 mg/m^2 Cyc	4–9	231	105	75
4 × 60 mg/m^2 A + 2 × 1200 mg/m^2 Cyc		228	111	70
4 × 60 mg/m^2 A + 4 × 1200 mg/m^2 Cyc		225	112	77
4 × 60 mg/m^2 A + 4 × 600 mg/m^2 Cyc	10 +	106	71	49
4 × 60 mg/m^2 A + 2 × 1200 mg/m^2 Cyc		106	72	51
4 × 60 mg/m^2 A + 4 × 1200 mg/m^2 Cyc		108	63	48

Die NSABP untersuchte ebenfalls bei nodal-positiven Patientinnen, ob ein anthracyclinhaltiges Therapieschema durch Intensivierung und Dosissteigerung des Alkylananteils in Abhängigkeit von der Anzahl befallener Lymphknoten unterschiedliche Behandlungsergebnisse erbringt (Tab. 4). Trotz deutlicher Zunahme therapiebedingter Nebenwirkungen ließen sich keine Verbesserungen der Behandlungsergebnisse aufzeigen [9].

Bei Patientinnen mit 10 und mehr befallenen Lymphknoten sind die Ergebnisse konventioneller Chemotherapie sehr unbefriedigend. Bis zu 90% der Frauen erleiden innerhalb der ersten 5 postoperativen Jahre einen Krankheitsrückfall. Nachdem insbesondere von den Arbeitsgruppen um Peters [13, 14] und Bonadonna [2] exzellente Behandlungsergebnisse nach Hochdosischemotherapien und autologer hämatopoietischer Vorläuferzelltransplantation berichtet worden waren, wurden weltweit entsprechende Untersuchungen eingeleitet.

Nicht randomisiert, aber zumindest unizentrisch vergleichend überprüft wurde von Gianni die Effektivität einer sequentiellen A/CMF-Gabe mit einer Hochdosisbehandlung. Während sich bei der Ergebnisanalyse von Patientinnen mit 10–20 befallenen Lymphknoten signifikant bessere Ergebnisse für die Hochdosis finden ließen (5 Jahre rückfallfrei: 65% vs 42%, p: 0,02; 5-Jahre-Überleben: 77% vs 61%, p: 0,05), verschwanden diese Vorteile bei der Hinzunahme auch jener Patientinnen mit 20 und mehr befallenen Lymphknoten [11]. Möglicherweise ist bei Patientinnen mit 10 und mehr befallenen Lymphknoten die cryptogene Tumormasse bereits so groß, daß selbst eine Hochdosis-Chemotherapie nicht mehr genügend wirksam ist. Auch dürfte trotz intensiver In-vitro-purging-Bemühungen die Anzahl circulierender Tumorzellen sehr hoch sein. Wie weit fortgeschritten das Tumorleiden bei dieser Patientinnengruppe bereits sein kann, zeigen Staging-Untersuchungen, die bei Patientinnen nach deren Auswahl für eine Hochdosis-Chemotherapie nochmals durchgeführt wurden: Bei einem Drittel dieser Patientinnen wurden durch konsequente CT-Untersuchungen und Knochenmarkbiopsien dann doch schon Fernmetastasen festgestellt [3]. Diese Problematik könnte bei Patientinnen mit 4–9 befallenen Lymphknoten wesentlich geringer ausgeprägt sein. Deshalb werden Hochdosis-Therapien bei dieser Patientinnengruppe vermehrt durchgeführt.

Auch die Zwischenergebnisse einer ersten randomisierten Untersuchung bei Patientinnen mit multiplem Lymphknotenbefall, die präoperativ 3 Cyclen FEC, gefolgt von Operation und einem weiteren Cyclus FEC ± Hochdosisbehandlung, verglich, zeigten keinen Behandlungsvorteil für die Hochdosis [17].

Solange die Überlegenheit der Hochdosisbehandlung nicht in randomisierten Studien belegt ist, muß die konventionelle Polychemotherapie als Standard betrachtet werden, nicht zuletzt auch wegen der logistischen und ökonomischen Konsequenzen.

Ovarectomie

Einen sehr überraschenden Aspekt lieferte die metaanalytische Aufarbeitung der Krankheitsverläufe von Patientinnen unter 50 Jahren, die adjuvant ovarectomiert worden waren: Während sich nach 5 Jahren noch keinerlei Unterschiede hinsichtlich des krankheitsfreien oder Gesamtüberlebens evaluieren ließen, ergaben sich nach 10 bzw. 15 Jahren signifikante Differenzen zugunsten der ovarectomierten Frauen [6]. Die Reduktion der jährlichen Rückfallraten war unter dieser Behandlungsform mit 26% ebenso wie die der Mortalitätsrate mit 25% im Vergleich zu allen anderen adjuvanten Behandlungsmaßnahmen am höchsten. Der Anteil krankheitsfreier Patientinnen lag nach 15 Jahren um 9,5%, derjenige überlebender Patientinnen um 6,8% höher. Die besten Ergebnisse erbrachte die Ovarectomie bei prämenopausalen Patientinnen, die keine zusätzliche Chemotherapie erhalten hatten (Tab. 5). Die jährliche Rückfallrate war bei diesen Patientinnen um 26% und die Mortalität um 25% niedriger als in der unbehandelten Vergleichsgruppe.

Aufgrund der sehr guten Ergebnisse der Ausschaltung der Ovarialfunktion werden gegenwärtig randomisierte Untersuchungen bei Patientinnen mit positivem Hormonrezeptorstatus durchgeführt: Verglichen wird die 2jährige Gabe von GnRH-Analoga mit einer CMF-Behandlung (TABLE-Studie, ZEBRA-Studie). Ergebnisse liegen derzeit noch nicht vor.

Tabelle 5. Adjuvante Situation: Ovarectomie vs. keine Ovarectomie (2102 Patientinnen), Metaanalyse [12]

	15 Jahre Kh-frei (%)	15 Jahre Kh-frei: Differenz (%)	15 J. Überleben (%)	15 J. Überleben: Differenz (%)
Alter < 50 J.	45,0 vs. 39,0	6,0 ± 2,2	52,4 vs. 46,1	6,3 ± 2,3
Alter < 50 J., keine Chemo.	51,9 vs. 42,8	9,9 ± 3,1	55,3 vs. 46,5	8,8 ± 3,0
Alter < 50 J., N+	35,1 vs. 30,7	4,5 ± 2,8	45,0 vs. 38,3	6,7 ± 2,8
Alter < 50 J., N0	30,6 vs. 32,7	2,1 ± 4,9	40,5 vs. 47,1	6,6 ± 4,9

Tamoxifen

Eingehend überprüft wurde bei post- aber auch prämenopausalen Patientinnen die Wirksamkeit einer adjuvanten antiöstrogenen Therapie mit Tamoxifen. Ergebnisse metaanalytischer Untersuchungen zeigten [6], daß die adjuvante Tamoxifengabe das jährliche Mortalitätsrisiko um 17 ± 5% zu reduzieren vermag. Nach einem Beobachtungszeitraum von 10 Jahren überlebten von den mit Tamoxifen behandelten Patientinnen 3,5% mehr als in der Kontrollgruppe. Die Erkrankungsrückfallrate lag um 5,1% niedriger. Die günstigsten Behandlungserfolge fanden sich bei postmenopausalen, rezeptorpositiven Patientinnen. Eine Zusammenstellung der metaanalytischen Ergebnisse nach 15jähriger Beobachtungszeit und der prozentualen jährlichen Reduktion von Krankheitsrück- und Todesfällen ist in den Tab. 6 und 7 aufgelistet.

Aufgrund dieser Analysen ist eine Tamoxifentherapie bei östrogenrezeptor-negativen Tumoren sowohl in der Prä- als auch in der Postmenopause fragwürdig. Bei Patientinnen mit positivem Östrogenrezeptor sind besonders gute Ergebnisse in der postmenopausalen Situation zu erwarten.

In randomisierten Studien konnte gezeigt werden, daß eine adjuvante Tamoxifentherapie mindestens über 2 Jahre [4], besser wohl aber 5 Jahre durchgeführt werden sollte [18]. Längerfristige Behandlungen scheinen hingegen keine weitere Verbesserung der Behandlungsergebnisse mehr zu erbringen: Krankheitsrückfälle und Sterbefälle bleiben ab dem 6. Jahr in beiden Patientengruppen (Tamoxifen und Kontrolle) gleich [7].

Tabelle 6. Metaanalytische Beurteilung von adjuvanten Tamoxifentherapien [28]

	15 Jahre Kh-frei (%)	15 Jahre Kh-frei: Differenz (%)	15 J. Überleben (%)	15 J. Überleben: Differenz (%)
N0	68,5 vs. 61,1	7,5 ± 0,8	74,6 vs. 71,3	3,2 ± 0,8
N+	41,4 vs. 33,6	7,8 ± 0,8	50,6 vs. 44,7	5,9 ± 0,8
< 50 J. E–	55,1 vs. 52,5	2,5 ± 1,6	60,8 vs. 56,7	1,2 ± 1,6
< 50 J. E+/++	53,6 vs. 46,2	7,3 ± 1,0	62,9 vs. 58,7	3,2 ± 1,6
> = 50 J. E–	52,5 vs. 47,8	4,7 ± 2,1	58,3 vs. 54,2	4,0 ± 2,1
> = 50 J. E+/++	60,7 vs. 45,7	15,0 ± 1,7	68,5 vs. 58,0	10,5 ± 1,6

N0 = kein Lymphknotenbefall, N+ = Lymphknotenbefall, < 50 J. = unter 50 Jahren, > = 50 J. = 50 Jahre und älter, E– = Östrogenrezeptor negativ, E+/++ = Östrogenrezeptor positiv/deutlich positiv

Tabelle 7. Reduktion des jährlichen Risikos für Krankheitsrückfall und Tod durch Hormon- und Chemotherapie [21]

Alter	Therapie	Krankheitsrückfall % Reduktion	Todesfall % Reduktion
< 50 Jahre	Tamoxifen vs. Kontrolle	27 ± 7%	na
	Chemo vs. Kontrolle	37 ± 5%	27 ± 6%
	Chemo + Tam vs. Chemo	ns	ns
	Chemo + Tam vs. Tam	na	na
> = 50 Jahre	Tamoxifen vs. Kontrolle	30 ± 2%	19 ± 3%
	Chemo vs. Kontrolle	22 ± 4%	14 ± 5%
	Chemo + Tam vs. Chemo	28 ± 3%	20 ± 4%
	Chemo + Tam vs. Tam	26 ± 5%	ns

Tam = Tamoxifen, Chemo = Chemotherapie, ns = nicht signifikant, na = nicht auswertbar

Kombination von adjuvanter Chemo- und Hormontherapie

Konzeptionell hofft man, durch die Kombination von Chemo- und Hormontherapie rasch proliferierende Tumorzellen zunächst durch Zytostatika zu vernichten, langsamer proliferierende Tumorzellen dann durch hormonelle Maßnahmen langfristig in ihrem Wachstum zu unterdrücken.

Der Wert einer Kombination von Hormon- und Chemotherapie ist derzeit noch nicht für alle Patientengruppen definitiv belegt. Allerdings geben metaanalytische Untersuchungen der Early Breast Cancer Trialists Collaborative Group Hinweise auf Ergebnisverbesserungen durch die kombinierte Gabe von Chemotherapie und Tamoxifen. Dies ergab auch eine jüngst publizierte Studie der NSABP (B-20-Protokoll), in der die Kombination von Chemotherapie und Tamoxifen mit einer alleinigen Tamoxifentherapie bei nodal-negativen, rezeptor-positiven Patientinnen verglichen wurde [10]. Es zeigte sich, daß das krankheitsfreie Intervall durch die Kombination von Hormon- und Chemotherapie signifikant, die Überlebenszeit trendmäßig im Vergleich zur alleinigen Tamoxifentherapie verlängert wird (Tab. 8).

Tabelle 8. NSABP B-20-Protokoll: Vergleich einer Kombination von Chemotherapie und Tamoxifen und Tamoxifen allein bei nodal-negativen, rezeptor-positiven Patientinnen [19]

Therapie	Patientenzahl	5 J. krankheitsfreies Überleben, Rückfallzahl	5 J. Überleben, Todesfälle
Tamoxifen	772	132	54
MF + Tamoxifen	767	99	37
CMF + Tamoxifen T	768	86	30

Allerdings erbrachte eine kanadische Untersuchung bei postmenopausalen, rezeptor-positiven Patientinnen keinen Unterschied zwischen einer alleinigen Tamoxifenbehandlung, verglichen mit einer Tamoxifen-CMF-Kombination [15].

Ob chemotherapeutische Behandlungsmaßnahmen zusätzlich zu einer medikamentösen oder chirurgischen Ovarialfunktionsausschaltung bessere Behandlungsergebnisse bei prämenopausalen rezeptor-positiven Patientinnen erbringen, als jedes Therapieverfahren allein, ist fraglich. Jedenfalls wurden in einer kanadischen Studie [16], in die 318 Patientinnen mit positivem Lymphknotenbefall aufgenommen worden waren, nach einer medianen Nachbeobachtungszeit von 150 Monaten keinerlei therapeutische Vorteile für eine kombinierte Vorgehensweise gefunden (Tab. 9).

Tabelle 9. Überlebensquoten nach median 150 Monaten nach kombinierter Ovarectomie und Chemotherapie und alleiniger Chemotherapie bei prämenopausalen Patientinnen mit rezeptor-positivem Mammacarcinom [32]

	Chemo + OvarX	Chemo	p-Wert
Alle	54%	57%	0,97
ER < 50 fmol	52%	56%	0,78
ER > 50 fmol	62%	62%	0,99
Alter < 40 Jahre	34%	39%	0,75
Alter > 40 Jahre	60%	64%	0,74

Consensus-Konferenz St. Gallen 1998: Prognose-Einstufung und Therapieempfehlung

Auf der jüngsten internationalen Consensus-Konferenz in St. Gallen (1998) wurden Behandlungsleitlinien für Patientinnen, die nicht innerhalb von Studien behandelt werden, erarbeitet. Als wesentlich für das therapeutische Vorgehen wurde eine prognoseorientierte Behandlungsführung angesehen. Als therapieentscheidende Faktoren wurden das Alter, die Tumorgröße, der Nodalstatus, der Hormonrezeptorstatus (ER und PgR) und das Grading eingestuft.

Bei fehlendem axillärem Lymphknotenbefall wurden drei Risikogruppen – niedriges, mittleres und hohes Rückfallrisiko – entsprechend der Erkrankungsrückfallrate innerhalb von 10 Jahren von einander unterschieden (Tab. 10).

Keine systemische Behandlung wurde lediglich bei Patientinnen mit niedrigem Rückfallrisiko für notwendig erachtet. Zu überlegen ist allerdings, ob in dieser

Situation trotzdem Tamoxifen verabreicht werden sollte, um die Entwicklung von Zweitcarcinomen zu unterdrücken. Alle übrigen Patientinnen sollten systemisch therapiert werden. Für Hochdosiskonzepte und den Einsatz neuer Medikamente wurde die Datenlage als noch nicht ausreichend erachtet.

Tabelle 10. Risikoeinstufung bei nodal-negativen Patientinnen

Niedriges Risiko (10-J.-Rückfallrate: < 10%)	Mittleres Risiko (10-J.-Rückfallrate: > 10%–< 30%)	Hohes Risiko (10-J.-Rückfallquote: > 30%)
T: ≤ 1 cm	T: 1,1–2 cm	T: > 2 cm
und	*und*	*oder*
G: 1	G: 1 oder 2	G: 3
und	*und*	*oder*
ER oder PgR: positiv	ER oder PgR: positiv	ER neg. und PgR?
und	*und*	*oder*
Alter: > 35 Jahre	Alter: > 35 Jahre	ER neg. und PgR neg.
		oder
		Alter: ≤ 35 Jahre

Tabelle 11. Risiko-adaptierte Therapie: N0-Situation

	Geringes Risiko	Mittleres Risiko	Hohes Risiko	
			Rezeptor-positiv	Rezeptor-negativ
Prämenopause	(Tam) keine	Tam ± Chemo	Chemo + Tam OxvarX (GnRH)	Chemo
Postmenopause	(Tam) keine	Tam ± Chemo	Tam ± Chemo	Chemo
Senium	(Tam) keine	Tam ± Chemo	Tam ± Chemo	Chemo

Tabelle 12. Risiko-adaptierte Therapie: N+ Situation 4 × AC oder 6 × CMF

	Hohes Risiko	
	Rezeptor-positiv	Rezeptor-negativ
Prämenopause	Chemo ± Tam Oxvarectomie (GnRH-Analoga)	Chemo (4 × AC oder 6 × CMF)
Postmenopause	Tam ± Chemo	Chemo (4 × AC oder 6 × CMF)
Senium	Tam ± Chemo	Chemo (4 × AC oder 6 × CMF)

Gegenüber den Consensus-Empfehlungen von 1995 ist insbesondere die mögliche kombinierte Gabe von Tamoxifen und Chemotherapie bei mittlerem und die grundsätzliche Kombination bei höherem Rückfallrisiko neu.

Bei nodal-positiven Patientinnen ist die Therapieempfehlung nahezu unverändert. Der Einsatz von GnRH-Analoga wurde auch weiterhin noch als experimentell eingestuft (Tab. 11, 12).

Falls bei älteren Patientinnen eine Chemotherapie in Betracht gezogen wird, ist dies nur dann sinnvoll, wenn davon ausgegangen werden kann, daß eine protokollgerechte Behandlung ohne Dosisreduktion durchführbar ist.

Insgesamt hat die in den letzten Jahren erarbeitete Datenlage die bereits 1995 vorgeschlagenen Vorgehensweisen bestätigt.

Literatur

[1] Bonadonna G, Valagussa P, Moliterni A, Zambetti M, Brambilla C (1995) Adjuvant cyclophosphamide, methotrexate, and fluorouracil in node-positive breast cancer: The results of 20 years of follow-up. N Engl J Med 332(14): 901–906.

[2] Bonadonna G, Zambetti M, Valagussa P (1995) Sequential or alternating doxorubicin and CMF regimens in breast cancer with more than three positive nodes. Ten-year results. JAMA 273(7): 542–547.

[3] Crump M, Goss PE, Prince M, Girouard C (1996) Outcome of extensive evaluation before adjuvant therapy in women with breast cancer and 10 or more positive axillary lymph nodes. J Clin Oncol 14(1): 66–69.

[4] Current Trials working Party of the Cancer Research Campaign Breast Cancer Trials Group (1996) Preliminary results from the cancer research campaign trial evaluating tamoxifen duration in women aged fifty years or older with breast cancer. J Natl Cancer Inst 88(24): 1834–1839.

[5] Early Breast Cancer Trialists' Collaborative Group (1992) Systemic treatment of early breast cancer by hormonal, cytotoxic, or immune therapy. 133 randomies trials involving 31000 recurrences and 24000 deaths among 75000 women. Lancet 339: 1–5, 71–85.

[6] Early Breast Cancer Trialists' Collaborative Group (1996) Ovarian ablation in early breast cancer: Overview of the randomised trials. Lancet 348(9036): 1189–1196.

[7] Fisher B, Dignam J, Bryant J, DeCillis A, Wickerham DL, Wolmark N, Costantino J, Redmond C, Fisher ER, Bowman DM, Deschenes L, Dimitrov NV, Margolese RG, Robidoux A, Shibata H, Terz J, Paterson AH, Feldman MI, Farrar W, Evans J, Lickley HL (1996) Five versus more than five years of tamoxifen therapy for breast cancer patients with negative lymph nodes and estrogen receptor-positive tumors. J Natl Cancer Inst 88(21): 1529–1542.

[8] Fisher B, Brown AM, Mamounas E, Wiand S, Robidoux A, Margolese RG, Cruz AB, Fisher ER, Wickerham DL, Wolmark N, DeCillis A, Hoehn JL, Lees AW, Dimitrov NV (1997) Effect of preoperative chemotherapy on local-regional disease in women with operable breast cancer: Findings from national surgical adjuvant breast and bowel project B18. J Clin Oncol 15(7): 2483–2493.

[9] Fisher B, Anderson S, Wickerham DL, DeCillis A, Dimitrov N, Mamounas E, Wolmark N, Pugh R, Atkins JN, Meyers FJ, Abramson N, Wolter J, Bornstein RS, Levy L, Romond EH, Caggiano V, Grimaldi M, Jochimsen P, Deckers P (1997) Increased intensification and total dose of cyclophosphamide in a doxorubicin-cyclophosphamide regimen for the treatment of primary breast cancer: Findings from National Surgical Adjuvant Breast and Bowel Project B-22. J Clin Oncol 15(5): 1858–1869.

[10] Fisher B, Dignam J, Wolmark N, DeCillis A, Emir B, Wickerham DL, Dimitrov N, Abraham N, Atkins JN, Shibata H, Deschenes L, Margolese RG (1997) Tamoxifen

and chemotherapy for lymph node-negative, estrogen receptor-positive breast cancer. J Natl Cancer Inst 89(22): 1673–1682.

[11] Gianni AM, Siena S, Bregni M, Di-Nicola M, Orefice S, Cusumano F, Salvadori B, Luini A, Greco M, Zucali R, Rilke F, Zambetti M, Valagussa P, Bonadonna G (1997) J Clin Oncol 15(6): 2312–2321.

[12] Hortobagyi GN, Buzdar AU (1995) Current status of adjuvant systemic therapy for primary breast cancer: Progress and controversy. CA Cancer J Clin 45(4): 199–226.

[13] Peters WP (1995) High-dose chemotherapy with autologous bone marrow transplantation for the treatment of breast cancer: Yes. Important-Adv-Oncol: 215–230.

[14] Peters WP (1995) High-dose chemotherapy as adjuvant therapy for breast cancer: Where do we stand? 5th International Conference on Adjuvant Therapy of Primary Breast Cancer, St. Gallen, March 1–4, Abstract 19.

[15] Pritchard KI, Paterson AH, Fine S, Paul NA, Zee B, Shepherd LE, Abu-Zahra H, Ragaz J, Knowling M, Levine MN, Verma S, Perrault D, Walde PL, Bramwell VH, Poljicak M, Boyd N, Warr D, Norris BD, Bowman D, Armitage GR, Weizel H, Buckman RA (1997) Randomized trial of cyclophosphamide, methotrexate, and fluorouracil chemotherapy added to tamoxifen as adjuvant therapy in postmenopausal women with node-positive estrogen and/or progesterone receptor-positive breast cancer: A report of the National Cancer Institute of Canada Clinical Trials Group. Breast Cancer Site Group. J Clin Oncol 15(6): 2302–2311.

[16] Ragaz J, Jackson SM, Le N, Plenderleith IH, Wilson K, Knowling M, Olivotto I, Basco V, Spinelli J, Coldman A (1997) Can ovarian ablation improve outcome of stage I–II premenopausal breast cancer patients with estrogen receptor positive tumors treated with adjuvant chemotherapy? Long term analysis of British Columbia randomized trial. Proc of ASCO (16), S. 142a, Abstract 501.

[17] Rutges P (1997) Breast Cancer Conference, Amsterdam, PP-5-1.

[18] Swedish Breast Cancer Cooperative Group (1996) Randomized trial of two versus five years of adjuvant tamoxifen for postmenopausal early stage breast cancer. J Natl Cancer Inst 88(21): 1543–1549.

[19] Zambetti M, Valagussa P, Bonadonna G (1996) Adjuvant cyclophosphamide, methotrexate and fluorouracil in node-negative and estrogen receptor-negative breast cancer. Updated results. Ann Oncol 7(5): 481–485.

Korrespondenz: Prof. Dr. Kurt Possinger, Dr. Yvonne Große, Medizinische Klinik und Poliklinik II, Charité, Humboldt-Universität, Schumannstraße 20/21, D-10098 Berlin, Bundesrepublik Deutschland; Prof. Dr. Hans-Jörg Senn, Zentrum für Tumordiagnostik und Prävention, Rorschacher Straße 150, CH-9006 St. Gallen, Schweiz.

Nachsorge des Mammacarcinoms

Marianne Schmid und *Hellmut Samonigg*

1. Einleitung

Nach der Primärbehandlung einer Mammacarcinomerkrankung muß mindestens zehn Jahre lang, gelegentlich auch länger als zwanzig Jahre lang, mit einer erneuten Tumormanifestation gerechnet werden. Bei jenen Patientinnen, die zehn Jahre die Nachsorge wahrnehmen, wird innerhalb dieses Zeitraumes eine jährliche Metastasierungsrate von 5% bis 10% beobachtet.

In den letzten 2 Jahrzehnten war die routinemäßige Nachsorge von Patientinnen mit Mammacarcinom nach Beendigung der Primärbehandlung ein zumeist standardisiertes Vorgehen. Die Nachsorgeuntersuchungen bestanden aus körperlicher Untersuchung, Skelettszintigraphie, Thorax-Röntgen, Abdomen-Sonographie, Mammographie und Laboruntersuchungen inklusive Tumormarkern und wurden in festgelegten Zeitintervallen durchgeführt. Sie erfolgten mit dem Ziel, Lokalrezidive und/oder Fernmetastasen in einem möglichst frühen Stadium zu entdecken, um frühzeitig eine Therapie einzuleiten. Dadurch sollte eine bessere Kontrolle der Erkrankung mit einer höheren Rate an kompletten Remissionen und damit einer Überlebenszeitverlängerung und einer Verbesserung der Lebensqualität erreicht werden. Die meisten publizierten Empfehlungen und Merkblätter zur Nachsorge waren jedoch nicht prospektiv evaluiert (Hölzel et al. 1988).

2. Bisherige Nachsorgeschemata

Die Nachsorgeuntersuchungen wurden bei fast allen Frauen nach einem gleichbleibenden Schema, in welchem die Frequenz der Nachsorgetermine mit den jeweiligen Nachsorgeuntersuchungen fixiert war, umgesetzt. Meist wurden in 3monatlichen Abständen Nachsorgetermine vereinbart, zu welchen neben einer ausführlichen Anamnese zumindest eine Laboruntersuchung inklusive Tumormarkerbestimmung durchgeführt wurde.

In den ersten 5 Jahren wurden weiters 6monatlich ein Thorax-Röntgen, eine Abdomen-Sonographie und jährlich eine Mammographie und Skelettszintigraphie durchgeführt. In den darauffolgenden 5 Jahren betrugen die Nachsorgeintervalle meist 12 Monate. In einigen Empfehlungen zur Nachsorge wurde die Häufigkeit der Nachsorgetermine und die Anzahl der durchzuführenden Nachsorgeuntersuchungen entsprechend dem Risiko zum Zeitpunkt der Primärdiagnose je nach pTN-Stadium und Rezeptorstatus adaptiert. Das individuelle Beschwerdebild war bei diesen Nachsorgeschemata erst in zweiter Linie für das jeweilige diagnostische Vorgehen ausschlaggebend.

2.1 Entdeckungsraten durch technische Untersuchungen

Die Wahrscheinlichkeit, primär asymptomatische Tumorneumanifestationen durch den routinemäßigen Einsatz bildgebender Verfahren und/oder durch labor-chemische Untersuchungen zu entdecken, ist minimal. So beträgt die Sensitivität der Skelettszintigraphie zum Aufdecken von asymptomatischen Skelettmetastasen je nach Tumorstadium 0,1% bis < 1%. Ähnliches gilt für routinemäßige röntgendiagnostische, sonographische oder labor-chemische Kontrollen. Zusätzlich muß bei regelmäßiger Anwendung der Diagnostik mit bildgebenden Verfahren und laborchemischen Untersuchungen mit wesentlich mehr falsch positiven als richtig positiven Ergebnissen gerechnet werden.

Auch wenn eine hohe Spezifität dieser Untersuchungsmethoden von 9% angenommen wird, wären die falschpositiven Ergebnisse immer noch höher als die tatsächlich positiven. Falschpositive Befunde führen naturgemäß zu einer großen Beunruhigung der Patientinnen und zur Durchführung von Folgeuntersuchungen zur weiteren Abklärung.

2.2 Stellenwert der einzelnen Nachsorgeuntersuchungen

2.2.1 Thorax-Röntgen

Ein Review von retrospektiven Studien, die Thorax-Röntgen-Untersuchungen als Methode zur Erkennung von Metastasen heranzogen, zeigte, daß nur in 2,7% (Bereich: 0,0% bis 5,1%) mittels Thorax-Röntgen eine Erstmanifestation von Metastasen entdeckt werden kann (Schapira und Urban 1991). In einer anderen Studie mit 87 Patientinnen, die eine Metastasierung erlitten, waren nur 17 (19,5%) Patientinnen asymptomatisch, von diesen hatte nur eine Patientin einen pathologischen Befund im Thorax-Röntgen (Winchester et al. 1979). Für die routinemäßige Durchführung von Thorax-Röntgenaufnahmen bei asymptomatischen Frauen gibt es keinen gesicherten Stellenwert. Die regelmäßige Durchführung derselben wird daher mittlerweile von nahezu allen Autoren abgelehnt, da auch die Prognose im Falle der frühzeitigen Feststellung asymptomatischer Metastasen mit den bislang verfügbaren therapeutischen Maßnahmen nicht verbessert werden konnte.

2.2.2 Abdomen-Sonographie

Es gibt keine Daten in der Literatur, wie häufig eine Abdomen-Sonographie zum Einsatz kommen muß, um mit dieser Methode initial Lebermetastasen zu ent-

decken. In einer prospektiv randomisierten Studie, in der die Abdomen-Sonographie im Nachsorgeprogramm fix enthalten war, konnte im Vergleich mit einem
minimalen Nachsorgeprogramm ohne Abdomen-Sonographie kein Überlebensvorteil für die Patientinnen beobachtet werden (Schapira und Urban 1991).

2.2.3 Skelettszintigraphie

Bei Patientinnen mit Mammacarcinom im Stadium I und II war eine postoperativ
durchgeführte Skelettszintigraphie in 1,5% bis 9% pathologisch (Baker et al. 1977,
Burkett et al. 1979, McNeil et al. 1978). Nicht zu unterschätzen ist die Häufigkeit
falschpositiver Befunde in bis zu 22% (O'Connell et al. 1978). In einer Studie konnten in 52 (0,65%) von 7984 Skelettszintigraphien bei asymptomatischen Patien-
tinnen Skelettmetastasen entdeckt werden (Wickerham et al. 1981). Eine andere
Studie konnte zeigen, daß durch die Skelettszintigraphie bei 19 (1,2%) von 1601
Patientinnen mit lymphknotenpositivem Mammacarcinom Knochenmetastasen als
erster Metastasierungsort auftraten (Pedrazzini et al. 1986), wobei aber keine
Angabe gemacht wurde, ob die Patientinnen symptomatisch waren oder nicht.
Weitere Studien konnten belegen, daß ein Großteil der Patientinnen mit positivem
Szintigraphiebefund zum Zeitpunkt der Diagnose bereits Symptome aufwies
(Zwaveling et al. 1987, Pandya et al. 1985, Scanlon et al. 1980, Broyn und Froyen
1979, Perez et al. 1983, Rossing et al. 1982, Corcoron et al. 1976).

2.2.4 Laboruntersuchungen

Die Entdeckungsrate von Metastasen mit routinemäßig durchgeführten Laboruntersuchungen betrug in einem retrospektiv durchgeführten Review (Schapira et al.
1991) 5,9% (Bereich 1,2–12%). Die Bestimmung der alkalischen Phosphatase
brachte keinen Nutzen für das Aufdecken von ossären Metastasen. Nur 50% der
Frauen mit Knochenmetastasen wiesen eine Erhöhung auf, wohingegen 30% der
Frauen ohne Knochenmetastasen eine Erhöhung der alkalischen Phosphatase hatten (Pedrazzini et al. 1986). Ein großer retrospektiver Review fand, daß bei 32% der
Patientinnen mit Knochenmetastasen die alkalische Phosphatase erhöht war, aber
weniger als 2% der routinemäßig für 10 Jahre durchgeführten Laborbestimmungen
pathologische Werte aufwiesen (Crivellari et al. 1995). Durch regelmäßige Bestimmung der alkalischen Phosphatase und der y-Glutamyltransferase in der Nachsorge
konnte kein Überlebensvorteil erreicht werden.
   Blutbild, Blutsenkung und Leberfermente werden als unspezifisch und zu wenig sensitiv angesehen und eignen sich kaum als Screeningmethode in der Nachsorge asymptomatischer Frauen. Weder retrospektive noch prospektive Studien haben bislang die Wertigkeit von Blutbestimmungen zum Aufdecken von Metasta-
senerstmanifestationen belegt (Dewar und Kerr 1985, Muss et al. 1988, Ornistion
et al. 1985, The Givio Investigators 1994, Del Turco et al. 1998).

2.2.5 Tumormarker

Die Tumormarker sind spezifischer, aber nicht wesentlich sensitiver als die übrigen
Laborparameter. Jedoch besitzen die während einer symptomfreien Nachsorge-
periode kontinuierlich ansteigenden Tumormarker CEA und insbesondere CA 15-3

einen prädikativen Wert von 80% für eine spätere mit bildgebenden Verfahren nachweisbare Metastasierung (Hölzel et al. 1997). Ein erhöhter Tumormarker mit steigender Tendenz ist ein gravierender Hinweis für eine neue Tumormanifestation, jedoch gelingt es trotz aufwendiger Staging-Untersuchungen häufig erst nach 4 bis 48 Monaten, Metastasen tatsächlich zu diagnostizieren. Ohne klinischen Metastasen- und/oder Rezidivnachweis ist daher der prädikative Wert für die sofortige Einleitung einer gezielten und effektiven therapeutischen Intervention mit den derzeit als etabliert anzusehenden Therapieverfahren nicht gegeben (Hölzel et al. 1997). Bislang sind nur zwei prospektiv randomisierte Studien bekannt, die den Stellenwert einer aufgrund eines Tumormarkeranstiegs eingeleiteten Hormontherapie untersuchten (Kovner et al. 1994, Jäger et al. 1995). In beiden Studien wurde eine Hormontherapie mit Observanz verglichen. Es ergaben sich Hinweise auf eine Verzögerung der Entstehung von Fernmetastasen bzw. Lokalrezidiv. Die geringen Fallzahlen und die kurze mediane Beobachtungszeit erlaubten jedoch keine abschließenden Empfehlungen, so daß bislang keine endgültigen, statistisch gesicherten Studienergebnissen vorliegen, die den frühen Einsatz einer systemischen Therapie rechtfertigen würden. Die routinemäßige Bestimmung der Tumormarker hat in der Nachsorge von Mammacarcinompatientinnen außerhalb von klinischen Studien keine Berechtigung und führt zu einem vermehrten apparativen Aufwand und häufig zu einer psychischen Mehrbelastung der Patientinnen.

2.2.6 Gynäkologische Untersuchung

Es besteht die übereinstimmende Meinung, daß gynäkologische Untersuchungen regelmäßig durchgeführt werden sollen und einen Pap-Test sowie eine bimanuelle rectovaginale Untersuchung beinhalten sollten. Frauen, die eine adjuvante Hormontherapie mit Tamoxifen erhalten, sind hinsichtlich vaginalem Ausfluß und Blutungen gesondert zu befragen. Eine langfristige Einnahme von Tamoxifen ist korreliert mit der Diagnose bzw. Entstehung von atypischen Endometriumhyperplasien und Endometriumcarcinomen (Uziely et al. 1993, Sismondi et al. 1994, Bisset et al. 1994). In einer randomisierten Studie lag das relative Risiko für ein Endometriumcarcinom bei 7,5% bei Mammacarcinompatientinnen mit Tamoxifentherapie im Vergleich zu Patientinnen ohne Tamoxifen (Fischer et al. 1994), während das relative Risiko von Patientinnen mit Brustkrebs im Vergleich zu gesunden Frauen bei ungefähr 2,3% liegt und mit der Dauer der Therapie zunimmt (Van Leeuwen et al. 1994, Fischer et al. 1994). Die vorliegenden Daten scheinen eine jährliche Endometriumbiopsie für jene Frauen, die Tamoxifen einnehmen, nicht zu rechtfertigen (ACOG Committee Opinion 1996).

2.2.7 Computertomographie

Weder retrospektive noch prospektive Studien haben die Stellung der Computertomographie in der Nachsorge von Mammacarcinompatientinnen untersucht.

2.2.8 Mammographie

Zur Frage der Mammographie besteht weitgehend Einigkeit. Alle Frauen, die ein unilaterales Mammacarcinom hatten, haben ein relatives Risiko von 2,5 bis 4,2, auf der kontralateralen Seite ein Carcinom zu entwickeln, gehören also einer Risikogruppe an. Basierend auf randomisierenden Studien besteht Consensus darüber, daß routinemäßig durchgeführte Mammographie die Sterblichkeit bei Frauen über 50 Jahre reduziert. Nach brusterhaltender Operation besteht das Risiko eines ipsilateralen Lokalrezidivs. Um dieses frühzeitig zu entdecken, ist die erste Nachsorgemammographie 6 Monate nach der Bestrahlung durchzuführen.

Unabhängig vom Alter der Frau sollte danach jährlich eine Mammographie durchgeführt werden, da retrospektive Studien gezeigt haben, daß durch die Mammographie Lokalrezidive (Ciatto et al. 1993, Dershaw et al. 1992, Orel et al. 1992, Orel et al. 1993, Hassell et al. 1990) und Zweitcarcinome (Mellink et al. 1991, Senofsky et al. 1991) der contralateralen Brust in einem früheren Stadium entdeckt werden können, dies im Vergleich zur allgemeinen körperlichen Untersuchung.

2.2.9 Anamnese/Erhebung der Symptome

Mehrere retrospektive (Scanlon et al. 1990, Pandy et al. 1985) und zwei große prospektive Studien (Del Turco et al. 1994, The GIVIO Investigators 1994) haben gezeigt, daß nahezu 75% der Rezidive nach Mammacarcinom entweder vom Patienten selbst zwischen den Nachsorgeterminen oder zu den vereinbarten Terminen entdeckt werden. Die retrospektiven Analysen zeigten, daß 71% der Rezidive von den Patientinnen selbst aufgrund aufgetretener Symptome entdeckt wurden.

In zwei prospektiven Studien wurde bei einer Gruppe die Nachsorge einschließlich einer jährlichen Mammographie anamnestisch-klinisch geführt, bei der anderen Gruppe wurden in der ersten Studie zusätzlich halbjährlich Röntgenaufnahmen des Thorax und Skelettszintigraphien und in der zweiten ergänzend eine Lebersonographie sowie die Bestimmung der alkalischen Phosphatase und γ-Glutamytransferase durchgeführt. Hinsichtlich Gesamtüberleben ergab sich nach 5 Jahren in beiden Gruppen kein signifikanter Unterschied (80,2% vs. 80,9% in der ersten Studie, 82% vs. 80% in der zweiten Studie). Durch die Vorverlegung der Metastasendiagnose war die rezidivfreie Überlebenszeit bei den intensiv nachgesorgten Frauen in der ersten Studiengruppe kürzer. Da 60% bis 80% aller Rezidive in den ersten 3 Jahren nach Primärtherapie entdeckt werden, sollten die Nachsorgetermine in den ersten 3 Jahren häufiger stattfinden.

2.2.10 Körperliche Untersuchung

Einige retrospektive Studien konnten zeigen, daß durch eine sorgfältige körperliche Untersuchung zu den vereinbarten Terminen bei asymptomatischen Patientinnen neue Tumormanifestationen mit großer Sicherheit entdeckt werden können (Scanlon et al. 1980, Schapira et al. 1991, Muss et al. 1988). In 15% der Rezidive ist die körperliche Untersuchung die Entdeckungsmethode der Wahl (Schapira et al. 1991).

2.2.11 Selbstuntersuchung der Brust

Die Patientinnen müssen instruiert werden, Selbstuntersuchungen durchzuführen, um damit ein eventuelles Lokalrezidiv oder aber ein Zweitcarcinom in der contralateralen Brust in einem möglichst frühen Stadium zu entdecken. Es liegt bislang keine Studie vor, die die Bedeutung des Selbsterkennens eines Zweitcarcinoms hinsichtlich Tumorgröße oder Überleben belegt.

2.2.12 Patientenschulung

Da die neuen Tumormanifestationen häufig zwischen den Nachsorgeterminen manifest werden, sollen Frauen hinsichtlich jener Symptome, die beim Auftreten von Metastasen oder Lokalrezidiven auftreten können, informiert werden. Es gibt noch keine Daten hinsichtlich der Effektivität solcher Patientenschulungen. Erste Hinweis über die Bedeutung solcher Schulungen sind jedoch vielversprechend.

3. Aktuell empfohlene Nachsorgerichtlinien

3.1 Anamnese/Erhebung von Symptomen

Subjektives Befinden, Leistungsfähigkeit sowie das Auftreten von Beschwerden oder somatischen Veränderungen sind gezielt zu erfragen. Die detaillierte Erhebung der Anamnese sollte in den ersten 3 Jahren nach Primärtherapie 3monatlich, danach 2 Jahre lang 6monatlich und ab dem 6. Jahr jährlich erfolgen. Bei neu aufgetretenen Symptomen ist zwischen allgemeinen Erkrankungen einerseits und solchen, die andererseits auf Metastasen und/oder ein Lokalrezidiv bzw. auf Langzeittoxizitäten der Therapie hinweisen, zu unterscheiden.

Auf folgende Symptome sollte besonderes Augenmerk gelegt werden: Allgemeinzustand, Knochenschmerzen, Hautrötungen, Veränderungen in der Brust, Thoraxschmerzen, Atemnot, abdomineller Schmerz, gynäkologische Symptome (besonders bei Frauen unter Tamoxifentherapie), Gewichtsverlust und Ergebnisse der Brustselbstuntersuchungen (Recommended Breast Cancer Surveillance Guidelines 1997).

3.2 Körperliche Untersuchung

Die körperliche Untersuchung, die in den ersten 3 Jahren 3monatlich, danach für 2 Jahre im 6monatlichen Abstand und ab dem 6. Jahr jährlich erfolgen sollte, erfolgt mit dem Ziel, pathologische Veränderungen zu erkennen, welche auf ein contralaterales Carcinom oder Lokalrezidiv bzw. auf lokoregionäre Metastasen und/oder Fernmetastasen hinweisen (Recommended Breast Cancer Surveillance Guidelines 1997). Pathologische Befunde erfordern eine weiterführende Diagnostik.

3.3 Selbstuntersuchung der Brust

Den Patientinnen sollte eine monatliche Selbstuntersuchung der Brüste bzw. bei Ablatio mamma der lokoregionären Brustwand dringend empfohlen werden. Zielsetzung und Art des Vorgehens zur Erkennung von Abnormalitäten in der ipsilateralen und contralateralen Brust sowie im ehemaligen Operationsfeld müssen den Betroffenen vermittelt werden. Die Selbstuntersuchung sollte auch nach erst kürzlich erfolgter Operation oder nach Implantation eine Prothese erfolgen (Recommended Breast Cancer Surveillance Guidelines 1997).

3.4 Mammographie

Frauen, die in der Anamnese ein Mammacarcinom aufweisen, wird angeraten, einmal jährlich eine Mammographie durchführen zu lassen. Nach brusterhaltender Therapie wird die erste Mammographie 6 Monate nach Beendigung der Radiatio durchgeführt (Recommended Breast Cancer Surveillance Guidelines 1997). Eine Durchführung der Mammographie in 6monatlichen Abständen innerhalb der ersten 3 Jahre wird hingegen von einer deutschen Consensus-Expertenrunde empfohlen (Hellriegel und Schulz 1995). Als Gründe hierfür sind zu nennen: Frührezidive, die in den ersten 3 Jahren auftreten, übersteigen die Zahl der Spätrezidive deutlich. Morphologisch sind Narbe und Rezidiv identisch. Nach Tumorectomie und Radiatio sind in den ersten Jahren die Therapiefolgen rückläufig. Nur in 10% findet man progrediente Narbenbildungen. Die bessere Beurteilung dieser Veränderungen wird durch 6monatliche Mammographien erreicht (Sauer 1997).

3.5 Psychologische Betreuung

Häufig wird argumentiert, daß die apparative Nachsorge einen günstigen psychologischen Effekt habe, weil ein unauffälliges Untersuchungsergebnis bei den Patientinnen zu einem Angstabbau und damit zur Verbesserung der Lebensqualität führen würde. Die Patientinnen würden sich sicherer fühlen.

Andererseits muß bedacht werden, daß eine frühzeitige Diagnose von Metastasen die Dauer der bewußt erlebten Krankheitsphase verlängert. Deshalb sollten Patientinnen grundsätzlich mit Ausnahme der Mammographie ohne aufwendige apparative Untersuchungen nachgesorgt werden. In einer prospektiv durchgeführten Studie konnte gezeigt werden, daß hinsichtlich Lebensqualität (Einschätzung der eigenen Gesundheit, subjektive Lebensqualität, emotionales Wohlbefinden, Körperbild, soziale Integration und Zufriedenheit mit der Betreuung – 6, 12, 24 und 60 Monate während der Nachsorge) zwischen den beiden Nachsorgevorgehen (klinisch anamnestisch und/oder bildgebende Verfahren) kein Unterschied besteht (The GIVIO Investigators, 1994). Eine asymptomatische Frau sollte primär als tumorfrei gelten. Sicherheit sollte den Patientinnen nicht durch aufwendige apparative Untersuchungen vermittelt werden, sondern durch den persönlichen Einsatz und das Engagement des Nachsorgearztes bzw. der Nachsorgeärztin. Im Zentrum dieser Nachsorge sollte eine umfassende Beratung stehen, vor allem auch hinsichtlich der familiären, psychosozialen und beruflichen Rehabilitation.

Eine Beratung über rekonstruktive Möglichkeiten nach Verlust der Brust ist ebenso Bestandteil der Nachsorge wie die Berücksichtigung der hormonalen Probleme. Die Patientinnen sollten über die Zusammenhänge informiert werden, und in Einzelfällen sollte, abhängig vom Rezeptorbefund, bei entsprechenden Beschwerden eine Substitutionshormontherapie erwogen werden.

Diese Empfehlungen zur Nachsorge beim Mammacarcinom (Tab. 1) basieren auf den aktuellen Leitlinien der Amerikanischen Gesellschaft für Klinische Onkologie (Recommended Breast Cancer Guidelines 1997), der Consensus-Empfehlung (Hellriegel und Schulz 1995) und dem Manual der Projektgruppe Mammacarcinom (Sauer 1996), im Tumorzentrum München erstellt.

Tabelle 1. Mammacarcinomnachsorge: Empfehlungen für symptomfreie Frauen nach abgeschlossener Primärbehandlung einer Mammacarcinomerkrankung (Recommended Breast Cancer Guidelines 1997, Hellriegel und Schulz 1995, Sauer 1996)

	Mammacarcinom-Nachsorge					Mammacarcinom-Nachsorge					
Jahr nach Primärtherapie	1	2	3	4	5	6	7	8	9	10	>10
Untersuchungsinhalte											
Anamnese, körperliche Untersuchung, Aufklärung/Information	viertel-jährlich			halb-jährlich		jährlich					
Selbstuntersuchung	monatlich										
Mammographie	jährlich nach brusterhaltender Therapie zusätzlich 1/2 Jahr nach der Operation										
Röntgenaufnahmen des Thorax Skelettszintigraphie Röntgenaufnahmen des Skeletts Sonographie (versch. Regionen) klin.-chem. Untersuchungen (einschließlich Tu-Marker) Computer- bzw. Kernspintomographie und weitere spezielle Diagnostik	bei klinischem Verdacht auf Rezidiv/Metastasen										

4. Ziel des geänderten Nachsorgekonzeptes

In Abänderung des bislang häufig im Vordergrund stehenden Ziels, durch technisierte Nachsorgeverfahren eine möglichst frühzeitige Erkennung von Fernmetastasen zu erreichen, sollte eine moderne Nachsorge eine längerfristige, individuelle ärztliche Begleitung zum Inhalt haben, die das Hauptaugenmerk auf die organischen und psychischen Gegebenheiten der jeweiligen Patientin richtet.

5. Diskussion

Neben der Erhebung der Anamnese, von Krankheitssymptomen sowie einer ausführlichen körperlichen Untersuchung waren bis vor wenigen Jahren Laboruntersuchungen und apparative Verfahren fixer Bestandteil der meisten Nachsorge-schemata. Es wurde vorrangig das Ziel verfolgt, lokoregionäre Rezidive und/oder Fernmetastasen in einem möglichst frühen Krankheitsstadium zu entdecken, um mit einer tumorspezifischen Therapie ehebaldigst beginnen zu können.

Die bislang vorliegenden kontrollierten Studien blieben den Beweis schuldig, daß durch frühzeitige Einleitung einer tumorspezifischen Therapie im asymptomatischen Stadium bzw. bei isoliert erhöhtem Tumormarker eine Verbesserung des Gesamtüberlebens oder zumindest eine Verbesserung der Lebensqualität erreicht werden kann. Basierend auf diesen negativen Ergebnissen sind die Nachsorge-empfehlungen der letzten Jahre von großer Zurückhaltung gegenüber apparativen (Ausnahme: Mammographie) sowie labortechnischen Nachsorgeverfahren geprägt.

Mangels Vorliegen aktueller kontrollierter Studien lassen die aktuellen Nachsorgeempfehlungen mögliche Fortschritte durch den frühzeitigen Einsatz neuerer, tumorspezifisch wesentlich wirksamerer Substanzgruppen, wie beispielsweise der Taxane, sowie potentiell kurativer Therapieverfahren, wie die der Hochdosistherapie mit Stammzellsupport, unberücksichtigt.

Darüber hinausgehend ist der Wissensstand um die biologische Heterogenität des Mammacarcinoms nach wie vor äußerst begrenzt. Zwar ist die prognostische sowie prädiktive Bedeutung des krankheitsfreien Intervalls (mehr oder weniger als 2 Jahre) sowie das Muster der Erstmetastasierung mittlerweile weitestgehend anerkannt und fixer Bestandteil der einzuschlagenden Behandlungsstrategie ab Erstmetastasierung, andererseits muß davon ausgegangen werden, daß wesentliche Facetten der biologischen Vielgestaltigkeit dieser Tumorentität nach wie vor unbekannt sind.

Obwohl vorerst ohne gesicherten Benefit hinsichtlich eines frühzeitigen Behandlungsbeginns, haben die in der Vergangenheit im Rahmen der Nachsorgeuntersuchungen regelmäßig durchgeführten und dokumentierten bildgebenden Verfahren dennoch dazu beigetragen, das krankheitsfreie Intervall und das Erstmetastasierungsmuster exakter zu bestimmen, als dies durch rein symptomorientierte Nachsorge möglich gewesen wäre.

Unter diesen Gesichtspunkten erscheint ein allzu radikales Abweichen von der bisherigen Gepflogenheit, durch Einsatz labortechnischer sowie apparativer Nachsorgeverfahren Art und Ausmaß der Erstmetastasierung frühzeitig zu erkennen, hinterfragenswert. Vielmehr drängt sich die Überlegung auf, durch den prospektiv untersuchten frühzeitigen Einsatz verbesserter Diagnoseverfahren (Positronenemissionstomographie (PET), Diagnostik einer Mikrometastasierung im Knochenmark bzw. peripheren Blut etc.) das jeweils vorliegende Krankheitsstadium besser zu erfassen, damit neue Erkenntnisse über die Biologie des Tumors zu erlangen und Fortschritte in Richtung prognoseadaptierter individueller Behandlungsstrategien zu erreichen.

Prospektiv kontrollierte Untersuchungen sind erforderlich, um den Stellenwert eines frühzeitigen Einsatzes der neuen für das Mammacarcinom verfügbaren hochwirksamen Substanzen sowie der Hochdosistherapie zu definieren.

So sehr mangels aktueller Untersuchungsergebnisse in letzter Zeit eine Hinwendung zur vorrangig symptomorientierten Nachsorge zu verzeichnen ist, darf das Ziel nicht außer acht gelassen werden, Tumorrezidive so früh wie möglich zu erkennen und potentiell curative Therapieverfahren ehebaldigst einzusetzen, um damit die Heilungschancen für Patientinnen mit metastasiertem Mammacarcinom zu verbessern.

Literatur

[1]   ACOG Committee Opinion (1996) Tamoxifen and endometrium cancer: Committee opinion on gynecologic practice. J Am Coll of Obstetricians and Gynecologists: No. 169.
[2]   Baker RR, et al. (1977) An evaluation of bone scans as screening procedures for occult metastases in primary breast cancer. Ann Surg 186(3): 363–368.
[3]   Bissett D, Davis JA, George WD (1994) Gynaecological monitoring during tamoxifen therapy. Lancet 344: 1244.
[4]   Broyn T, Froyen J (1982) Evaluation of routine follow-up after surgery for breast carcinoma. Acta Chir Scand 148(5): 401–404.
[5]   Burkett FE, Scanlon EF, Garces R, et al. (1979) The value of bone scans in the management of patients with carcinoma of the breast. Surg Gyncol Obstet 149(4): 523– 525.
[6]   Ciatto S, et al. (1993) Cancer reoccurrence in the conserved breast: Diagnostic features in a consecutive series of 102 cases. Intl J Oncol 3: 337–339.
[7]   Corcoron RJ, et al. (1976) Solitary abnormalities in bone scans of patients with extraosseous malignancies. Radiology 121: 663–667.
[8]   Crivellari D, et al. (1995) Routine tests during follow-up of patients after primary treatment for operable breast cancer. Ann Oncol 6(g): 769–776.
[9]   Del Turco MR, et al. (1994) Intensive diagnostic follow-up after treatment of primary breast cancer. A randomized trial: National Research Council Project on Breast Cancer Follow-Up. JAMA 271(20): 1593–1597.
[10] Dershaw DD, et al. (1992) Detection of local recurrence after conservative therapy for breast carcinoma. Cancer 70(2): 493–496.
[11] Dewar JA, Kerr GR (1985) Value of routine follow up of women treated for early carcinoma of the breast. BMJ 291: 1464–1467.
[12] Fisher B, et al. (1994) Endometrail cancer in tamoxifen-treated breast cancer patients: Findings from the National Surgical Adjuvant Breast and Bowel Project (NSABP)B-14. J Natl Cancer Inst 86(7): 527–537.
[13] Hassell PR, et al. (1990) Early breast cancer: Detection of recurrence after conservative surgery and radiation therapy. Radiology 176(3): 731–735.
[14] Hellriegel KP, Schulz HD (1995) Nachsorge bei Mammacarcinom-Patientinnen. Empfehlungen einer Consensus-Tagung, Berlin 23.–24. 02. 1995. Onkologie 1: 405–412.
[15] Hölzel D, et al. (1997) Nachsorge in Empfehlungen zur Diagnostik, Therapie und Nachsorge – Mammacarcinome, 6. Aufl., Nachdruck 1997. Schriftenreihe Tumorzentrum, München.
[16] Jäger W, et al. (1995) Breast cancer and clinical utility of CA 15-3 and CEA. Scand J Clin Lab Invest 55 (Suppl. 221): 87–92.
[17] Kovner F, et al. (1994) Treatment of disease negative but mucin-like carcinoma-associated antigen-positive breast cancer patients with tamoxifen: Preliminary results of a prospective randomized study. Cancer Chemoth Pharmacol 35: 80–83.
[18] McNeil BJ, et al. (1978) Pre-operative and follow-up bone scans in patients with primary carcinoma of the breast. Surg Gyncol Obstet 147(5): 745–748.
[19] Mellink WA, et al. (1991) The contribution of routine follow-up mammography to an early detection of asynchronous contralateral breast cancer. Cancer 67(7): 1844–1848.

[20] Muss HB, et al. (1988) Follow-up after stage II breast cancer: A comparative study of relapsed versus nonrelapsed patients. Am J Clin Oncol (CCT) 11(4): 451–455.

[21] O'Connell MJ, et al. (1978) Value of preoperative radionucleotide bone scans in suspected primary breast cancer. Mayo Clin Pro 53(4): 221–226.

[22] Orel SG, et al. (1993) Breast cancer recurrence after lumpectomy and radiation therapy for early-stage disease: Prognostic significance of detection method. Radiology 188(1): 189–194.

[23] Orel SG, et al. (1992) Breast cancer recurrence after lumpectomy and irradiation: Role of mammography in detraction. Radiology 183(1): 201–206.

[24] Orniston MC, et al. (1985) Is follow-up of patients after surgery for breast cancer worthwhile? J R Soc Med 78: 920–921.

[25] Pandya KJ, et al. (1985) A retrospective study of earliest indicators of recurrence in patients on Eastern Cooperative Oncology Group Adjuvant Chemotherapy Trials for breast cancer. A preliminary report. Cancer 55(1): 202–205.

[26] Pedrazzini A, et al. (1986) First repeated bone scan in the observation of patients with operable breast cancer. J Clin Oncol 4(3): 389–394.

[27] Perez DJ, et al. (1983) Detection of breast carcinoma metastases in bone: Relative merits of x-rays and skeletal scinitigraphy. Lancet 2: 613–616.

[28] Recommended Breast Cancer Surveillance Guidelines. Adopted on February 20, 1997 by the American Society for Clinical Oncology (ASCO). J Clin Oncol 15: 2147–2156.

[29] Rossing N, et al. (1982) What do early bone scans tell about breast cancer patients? Eur J Cancer Clin Oncol 18: 629–636.

[30] Sauer H (1996) Empfehlungen zur Diagnostik, Therapie und Nachsorge – Mammacarcinome. Schriftenreihe Tumorzentrum München, 6. Auflage, Nachdruck 1997.

[31] Scanlon EF, et al. (1980) Preoperative and follow-up procedures on patients with breast cancer. Cancer 46 (Suppl. 4): 77–79.

[32] Schapira DV, Urban N (1991) A minimalist policy for breast cancer surveillance. JAMA 265(3): 380–382.

[33] Senofsky GM, et al. (1986) Has monitoring of the contralateral breast improved the prognosis in patients treated for primary breast cancer? Cancer 57(3): 579–602.

[34] Sismondi P, et al. (1994) Tamoxifen and endometrial cancer. Am NY Acad Sci 734: 310–321.

[35] The GIVIO Investigators (1994) Impact of follow-up testing on survival and health-related quality of life in breast cancer patients. JAMA 271(20): 1587–1592.

[36] Van Leeuwen FE, et al. (1994) Risk of endmetrial cancer after tamoxifen treatment of breast cancer. Lancet 343: 448–452.

[37] Winchester DP, et al. (1979) Symptomatology as an indicator of recurrent or metastatic breast cancer. Cancer 43(3): 956–960.

[38] Zuziely B, et al. (1993) The effect of tamoxifen on the endometrium. Breast Cancer Res Treat 26(1): 101–105.

[39] Zwaveling A, et al. (1987) An evaluation of routine follow-up for detection of breast cancer recurrences. J Surg Oncol 34(3): 194–197.

Korrespondenz: Univ.-Ass. Dr. Marianne Schmid, Univ.-Prof. Dr. Hellmut Samonigg, Klinische Abteilung für Onkologie, Medizinische Universitätsklinik, Auenbruggerplatz 15, A-8036 Graz, Österreich.

Die Behandlung des metastasierten Mammacarcinoms

Christoph Wiltschke und *Christoph Zielinski*

1. Einleitung

Das metastasierte Mammacarcinom ist ein signifikantes und zunehmendes Problem in der westlichen Welt. Trotz zunehmender Verbesserungen durch Screening-methoden werden noch immer viele Frauen mit Mammacarcinom erst im metasta-sierten Stadium diagnostiziert, entweder aufgrund von mangelnder Vorsorgeunter-suchungen oder aufgrund eines biologisch besonders aggressiven Tumors. Derzeit kann man davon ausgehen, daß etwa 5–7% der neu diagnostizierten Mamma-carcinome metastasiert sind. Weiters steht fest, daß trotz deutlicher Verbesserungen in der adjuvanten Therapie des Mammacarcinoms ein Teil der Patientinnen ein Rezidiv erleiden und/oder konsekutiv metastasieren wird. Epidemiologisch können wir davon ausgehen, daß 24–30% der Lymphknoten-negativen und 50–60% der Lymphknoten-positiven Patientinnen zum Teil trotz adjuvanter Therapie rezidivie-ren werden. Es stellt somit die Behandlung des metastasierten Mammacarcinoms ein signifikantes Problem in der Onkologie dar, insbesonders als man zugeben muß, daß sich die Mortalität des Mammacarcinoms seit 1930 nicht wesentlich geändert hat, also sich die Behandlung des fortgeschrittenen Mammacarcinoms nicht ein-deutig gebessert hat.

Nach wie vor gilt, daß es bis auf statistisch nicht relevante Ausnahmen keine curative Behandlung des metastasierten Mammacarcinoms gibt. Wir verfügen aber über palliative Therapien, die deutliche Remissionen und Stabilisierungen der Erkrankung erreichen, möglicherweise in manchen Fällen sogar eine Verlängerung des Gesamtüberlebens. Unser zunehmendes Verständnis über die molekularen Mechanismen der Tumorentstehung und -ausbreitung lassen Spekulationen zu, daß über biologische oder gentherapeutische Ansätze eine curative Behandlung mög-lich ist. Zum Teil sind zur Zeit schon Studien mit solchen Therapien im Laufen. In diesem Kapitel soll vorrangig versucht werden, ein Grundgerüst der Prinzipien der Therapie des metastasierten Mammacarcinoms darzustellen, als eine enzyklopädi-sche Auflistung aller derzeit durchgeführten Schemata zu geben.

2. Biologische Grundlagen

So wie bei den meisten anderen Malignomen ist auch beim Mammacarcinom ein charakteristisches Metastasierungsmuster zu finden. Neben den Lokalrezidiven sind die häufigsten Lokalisationen der Fernmetastasierung die Leber, der Knochen und die Lunge, es können jedoch besonders in fortgeschrittenen Stadien auch andere Organe, wie endokrine Drüsen und das ZNS, betroffen sein. Die Art der Metastasierung scheint abhängig zu sein von dem histologischen Subtyp, dem Alter der Patientin und bestimmten Risikofaktoren. Obwohl auf dem Gebiet der Metastasierungsmechanismen intensiv geforscht wird, können wir heute noch keine eindeutige molekulare Charakterisierung des Primärtumors im Hinblick auf die Metastasierungswahrscheinlichkeit geben. Laut epidemiologischen Untersuchungen dürfte sich die Metastasenlokalisation indirekt auch mit der Dauer des rezidivfreien Intervalls und der vorangegangenen Therapie ändern. So treten viscerale Metastasen häufiger nach kürzerem Intervall auf als ossäre. In einer italienischen Studie konnten Valagussa und Mitarbeiter zeigen, daß bei ossär metastasierten Patientinnen das rezidivfreie Intervall im Durchschnitt 2,2 Jahre betrug, bei den visceral metastasierten Patientinnen dagegen nur 1,1 Jahre (Valagussa und Bonadonna et al. 1978). In einer Studie der „International Breast Cancer Studie Group" (IBCSG) konnte gezeigt werden, daß Patientinnen, die eine intensivere adjuvante Chemotherapie erhielten, zu einem deutlich niedrigeren Prozentsatz loco-regionäre Metastasen entwickelten, während der Prozentsatz der visceralen Metastasen weitgehend von der Intensität der Chemotherapie unabhängig war (Goldhirsch und Gelber et al. 1994). Diese Ergebnisse stehen allerdings im Widerspruch zu den doch statistisch erwiesenen Vorteilen einer adjuvanten Chemotherapie in Hinblick auf das Gesamtüberleben (Bonadonna und Valagussa et al. 1995).

Vom prognostischen Standpunkt als auch in der weiteren Therapie hat sich heute eine Einteilung in Lymphknotenmetastasen (Lokalrezidive), ossäre und viscerale Metastasen bewährt. Da sich die Lokalrezidive bezüglich Prognose und therapeutischer Strategie vollkommen von den Fernmetastasen unterscheiden, wird im folgenden nur auf die letzteren eingegangen. Obwohl keine eindeutigen Kriterien des Primärtumors bekannt sind, kann man aus der Summe der Faktoren schon eine Assoziation zwischen den aggressiveren Carcinomen und der Häufigkeit der visceralen Metastasierung und der damit schlechteren Prognose herstellen. Obwohl ein klarer Zusammenhang zwischen der Art der Metastasierung und der Überlebensdauer besteht, variieren die beobachteten Intervalle von wenigen Monaten bis zu mehreren Jahren. Zum Beispiel zeigten Sherry und Mitarbeiter in einer Studie für visceral metastasierte Patientinnen Überlebenszeiten von 1 bis 24 Monaten und bei ossär metastasierten von 8 bis 97 Monaten (Sherry und Greco et al. 1986). Allein schon die erhebliche Variationsbreite macht Vergleiche zwischen Studien verschiedener Institutionen schwierig.

3. Diagnostik

Die heute gängige Diagnostik bei Verdacht auf eine Metastasierung im Rahmen der gesicherten Grunderkrankung umfaßt Lungenröntgen, Knochenscan, Abdomen-

Computertomographie, zusätzlich zu der klinischen Untersuchung und den Routineblutuntersuchungen, zu denen auch die Tumormarker CEA und Ca 15-3 gehören. Diesen Tumormarkern kommt jedoch eher im Rahmen der Verlaufskontrolle als in der Diagnosesicherung Bedeutung zu. Zusätzliche Untersuchungen, wie spezielle Röntgenaufnahmen, sollten von geäußerten subjektiven Beschwerden der Patientinnen oder von vorhergehenden Untersuchungsergebnissen (z. B. verdächtige Aktivitätsanreicherungen im Knochenscan) abhängig gemacht werden. Die Ergebnisse dieser Untersuchungen sollen einerseits eine optimale Behandlungsstrategie und eine Abschätzung des wahrscheinlichen Behandlungserfolges ermöglichen, und andererseits potentielle Komplikationen vermeiden helfen.

4. Histologie

Die histologische Absicherung der neu diagnostizierten metastasierten Erkrankung ist ein Punkt breiter Diskussion über die Notwendigkeit und Zumutbarkeit einer bioptischen Prozedur. Die Indikation wird bei von außen ohne irgendwelche apparative Hilfestellungen zugänglichen Läsionen sicher häufiger gestellt. Generell kann man jedoch sagen, daß auch eine Ultraschall- oder CT-gezielte Biopsie heute eine leicht verfügbare Technik mit einem geringen Risiko darstellt. Die histologische Absicherung wird besonders bei länger zurückliegender Primärerkrankung notwendig, da die Möglichkeit eines Zweittumors nicht unterschätzt werden darf. Wenn man auch davon ausgehen kann, daß der histologische Subtyp der Metastase dem des Primärtumors in den meisten Fällen gleicht (Jain und Fisher et al. 1993), ist doch besonders die Reevaluierung der Hormonrezeptoren aufgrund neuerer Techniken eine weitere Indikation. Nicht unerwähnt sollte auch die bessere Vergleichbarkeit der Behandlungserfolge in klinischen Studien bleiben, weshalb in diesen häufig eine histologische Absicherung der Diagnose gefordert wird.

5. Grundlagen der Therapie

Metastasierende Mammacarcinome sind die Domäne der Systemtherapie, wobei stets die Anwendung zusätzlicher lokaler Maßnahmen (Bestrahlung, Operation) kritisch erwogen werden muß. Während die rasche operative Sanierung von Lokalrezidiven wenig umstritten ist, ist die Frage, ob bei indolentem Krankheitsverlauf beim ersten Nachweis von Fernmetastasen eine sofortige Systemtherapie erforderlich ist, oder ob mit deren Einsatz bis zum Nachweis einer eindeutigen Progression bzw. bis zum Auftreten von Beschwerden zugewartet werden kann, nicht definitiv zu beantworten. Insbesonders fehlen eindeutige Daten, daß eine frühzeitige Einleitung einer systemischen Therapie das Gesamtüberleben verbessert.

Für das therapeutische Vorgehen können neben den tumorbiologischen Faktoren auch die allgemein patientenbezogenen Faktoren als Entscheidungsgrundlage herangezogen werden. Unter den tumorbiologischen Faktoren sind alle zu verstehen, die über die Aggressivität des Tumorwachstums Auskunft geben. Dabei kommen neben den traditionellen Faktoren, wie Ausbreitung, Lokalisation der Metastasen, Dauer des rezidivfreien Intervalls und Hormonrezeptorstatus, zunehmend auch Faktoren zum Tragen, die aus der molekularbiologischen Charakterisierung des Tumors gewonnen werden, wie zum Beispiel die Expression des Onkogens HER-2/neu oder die Mutation des Tumorsuppressorgens p53. Zu den allgemein patientenbezogenen Faktoren sind Allgemeinzustand, Alter, eventuelle Begleiterkrankungen, tumorbedingte Beschwerden und die bisher durchgeführte Therapie zu zählen. Als sehr hilfreich für die Bewertung der aufgezählten Faktoren hat sich die Prognoseeinstufung erwiesen, die zwischen günstiger, intermediärer und ungünstiger Prognose unterscheidet (Tab. 1). In einem neueren Prognoseindex finden neben Lymphknotenstatus und Remissionsdauer auch die Metastasenlokalisation, die adjuvante Vorbehandlung und die Höhe der Serum-LDH Eingang (Yamamoto und Watanabe et al. 1998). In Abhängigkeit von dieser Einstufung und den vorliegenden patienten- und therapiebezogenen Faktoren sollte dann eine individualisierte Behandlung durchgeführt werden.

Tabelle 1. Prognosebewertungsskala mit Gewichtung von Prognosefaktoren für systemische Therapiemaßnahmen im metastasierten Erkrankungsstadium

Kriterien	Punkte
Krankheitsfreies Intervall	
> 2 Jahre	1
≤ 2 Jahre	3
Metastasenlokalisation	
Knochen, Haut, Weichteile, Erguß	je 1
Knochenmarkscarcinose (mit peripherer Zytopenie)	4
Lunge (≤ 10 Knoten)	3
Lunge (> 10 Knoten)	5
Lymphangiosis pulmonis (mit klin. Symptomatik)	6
Leber	6
Rezeptorstatus	
positiv	1
unbekannt	2
negativ	3

Prognose-Einstufung	Punkte
günstig	< 7
intermediär	7–10
ungünstig	>10

Zur Behandlung von Patientinnen mit metastasierten Mammacarcinomen stehen lokale und systemische Therapiemodalitäten zur Verfügung:

Lokale Behandlungsmöglichkeiten:
– Radiotherapie.
– Operative Sanierung der Metastasen.

Systemische Behandlungsmöglichkeiten:
– Bisphosphonate.
– Hormonelle Behandlungsformen.
– Zytostatische Chemotherapie.

Die lokalen Behandlungsmöglichkeiten stehen besonders im Zeichen der Vermeidung oder Korrektur tumorspezifischer Lokalprobleme und werden in anderen Kapiteln dieses Buches abgehandelt. Im weiteren ist hier nur von der systemischen Behandlungsmöglichkeit die Rede.

Da in metastasierten Stadien keine Heilungschance besteht, ist das Ziel der Therapie primär die Verminderung von Symptomen, wenn möglich mit einer Verlängerung der Überlebenszeit. Bei der Wahl muß immer der mögliche Nutzen gegenüber der zu erwartenden Toxizität abgewogen werden. Die Unterschiedlichkeit der Krankheitsverläufe, mit Überlebenszeiten von wenigen Wochen bis hin zu Jahrzehnten, legt eine prognose-orientierte und symptomabhängige therapeutische Vorgehensweise nahe.

Die prinzipielle Therapiestrategie orientiert sich an drei Prognosegruppen (Tab. 2) und wird zusätzlich durch das Vorliegen bzw. die Ausprägung tumorbedingter Symptome bestimmt. Ein Vorschlag für das prinzipielle therapeutische Vorgehen anhand dieser Prognosegruppen ist in Tab. 3 zusammengefaßt.

Tabelle 2. Therapievorschläge für Patientinnen mit metastasiertem Mammacarcinom, abhängig von der Prognose

---

Günstige Prognose: Indolente, wenig progressive Metastasierung

Kennzeichen: Prognosescore < 7 Punkte, oder mindestens drei der folgenden Kategorien müssen erfüllt sein:
   limitierte Tumormasse in einem Organsystem
   deutlich positiver Hormonrezeptorstatus
   keine Leber-, Hirn-, lymphangitische Haut- und Lungenmetastasen
   guter Allgemeinzustand, kein Gewichtsverlust
   Intervall seit Primärtherapie > 5 Jahre

Therapievorschlag

Primäre Hormontherapie

– prämenopausal:
   GnRH-Analoga
   (Ovarectomie, Radiomenolyse)
– postmenopausal:
   Tamoxifen

Bei Fortschreiten der Erkrankung nach vorangegangenem Ansprechen (CR, PR, NC): Übergang auf weitere hormonelle Behandlungsmaßnahmen

– nach Ausschaltung der Ovarialfunktion und passagerem Ansprechen:
   Tamoxifen (20mg/d. p.o.)
– bei Fortschreiten nach Ansprechen auf Antiöstrogene:
   Aromatasehemmer: Aminoglutethimid, Anastrazol, Fadrozol, Formestan, Letrozol, Vorozol
– bei Fortschreiten nach Ansprechen auf Aromatasehemmer:
   Gestagene: MPA, MA
– bei Tumorprogression innerhalb von 2–3 Monaten unter Hormontherapie oder bei Fortschreiten der Erkrankung nach Ausschöpfung hormoneller Behandlungsmaßnahmen:
   – bei geringen tumorbedingten Beschwerden und geringer Krankheitsprogression:
     zytostatische Monotherapie: Gemcitabin, Mitoxantron, Vinorelbin, Idarubicin
   – bei deutlichen tumorbedingten Beschwerden und deutlichem Krankheitsfortschreiten:
     Kombinationschemotherapie: CMF, EC, FEC, FAC

Tabelle 2 (Fortsetzung)

Intermediäre Prognose: Mäßig aggressive Metastasierung

Kennzeichen: Prognosescore 7–10 Punkte, oder drei der folgenden Kriterien müssen erfüllt sein:

   ein Organsystem ausgedehnt oder 2 Organsysteme befallen
   keine Leber-, Hirn-, lymphangitischen Haut- oder Lungenmetastasen
   guter Allgemeinzustand, kein Gewichtsverlust
   Intervall seit Primärbehandlung 1–5 Jahre

Therapievorschlag

Hormontherapie (s. o.)

– erstes Kontrollstaging nach 2 Monaten: bei Progression → zytostatische Therapie, ansonsten Ausschöpfen weiterer hormoneller Behandlungsschritte

Chemotherapie

– nach Versagen der Hormontherapie oder deutlich tumorbedingten Beschwerden: Kombinationschemotherapie
– bei Fortschreiten:
   intensivierte Kombinationschemotherapie: Kombination von Anthracyclinen mit Taxanen

Ungünstige Prognose: Rasches Fortschreiten

Kennzeichen: Prognosescore: ≥ 11 Punkte, oder drei der folgenden Kriterien müssen erfüllt sein:

   ausgedehnter Befall eines viszeralen Organs oder Befall mehrerer Organe
   Leber- oder lymphangitische Haut- oder Lungenmetastasen
   Labor: Anämie oder Leberfunktionsstörungen
   Intervall seit Primärtherapie < 1 Jahr

Therapievorschlag

Intensive Kombinationschemotherapie: Kombination von Anthracyclinen mit Taxanen

– bei Fortschreiten:
   zytostatische Monotherapie: Gemcitabin, Mitoxantron, Vinorelbin, Idarubicin

Prinzipiell soll vermieden werden, Zytostatika, die unmittelbar zuvor eingesetzt wurden, in der Folgebehandlung neuerlich zu verabreichen.

Tabelle 3. Antihormonelle Therapie des metastasierten Mammacarcinoms: Liste der heute in Anwendung oder Erprobung befindlichen Substanzen

Substanzgruppe Oberbegriff	Handelsname, Firma	Dosis	Indikationsspektrum
Antiöstrogene			
Tamoxifen	Nolvadex, Kessar	20 mg/d	adjuvant, palliativ bei ER-positiven Tumoren; prä- und postmenopausal
Toremifen	Fareston	60–240 mg/d	in Studien wie oben
Droloxifen	–	20–100 mg/d	in Studien wie oben
Idoxifen	–	10–60 mg/d	in Studien wie oben
Raloxifen	Lilly	10–200 mg/d	in Studien wie oben, Postmenopausalsymptome

Tabelle 3 (Fortsetzung)

Substanzgruppe Oberbegriff	Handelsname, Firma	Dosis	Indikationsspektrum
ICI 182,780	Zeneca	250 mg 1×/mo im	in Studien wie oben
LH-RH Analoga			
Goserelin	Zoladex	3,6 mg 1×/mo sc	adjuvant, palliativ bei ER-positiven Tumoren; prämenopausal
Aromatasehemmer der 2. Generation			
Formestan	Lentaron	250 mg 2×/mo im	palliativ bei ER-positiven Tumoren postmenopausal;Tamoxifen-resistent
Fadrozol	–	1–8 mg/d	wie oben
Aromatasehemmer der 3. Generation			
Anastrazol	Arimedex	1 mg/d	palliativ bei ER-positiven Tumoren postmenopausal;Tamoxifen-resistent adjuvant in Studien
Letrozol	Femara	2,5 mg/d	wie oben
Vorozol	Cilag/Jansen	2,5 mg/d	wie oben

Bei Patientinnen mit günstiger Prognose und geringen bis mäßigen Beschwerden ist die Hormontherapie die Behandlung der Wahl. Sie beinhaltet bei prämenopausalen Patientinnen die Ausschaltung der Ovarialfunktion (GnRH-Analoga, Radiomenolyse, Ovarectomie) und bei postmenopausalen die Antiöstrogengabe. Kommt es passager zu einer Remission oder einem Krankheitsstillstand, so wird bei erneuter Progression der Erkrankung primär wiederum eine Hormontherapie durchgeführt. Erst nach Progression (Fortschreiten innerhalb von 2–3 Monaten) unter einer „Second"- oder „Third line"-Hormontherapie sollte auf eine zytostatische Behandlung umgestellt werden. Je nach Ausprägung der tumorbedingten Symptomatik bzw. nach Geschwindigkeit der Krankheitsausbreitung und der Tatsache, ob ein unmittelbar lebenswichtiges Organ befallen ist, kann jedoch auch früher auf eine zytostatische Mono- oder Polychemotherapie übergegangen werden. Eine Ausnahme für primäre Hormontherapie stellen derzeit prämenopausale Frauen unter 35 Jahren dar, da auch bei hohem Hormonrezeptorgehalt die Erfolgsaussicht einer Hormontherapie nur gering ist. Bei Patientinnen mit intermediärer Prognose wird je nach Vorhandensein von Hormonrezeptoren ebenfalls primär eine Hormontherapie oder eine zytostatische Chemotherapie empfohlen. Bei den Patientinnen mit schlechter Prognose ist die zytostatische Polychemotherapie die primäre Therapie der Wahl.

Im folgenden soll kurz auf die einzelnen Therapiemodalitäten eingegangen werden, wobei primär die Prinzipien der Therapie und nicht eine tabellarische Auflistung sämtlicher Substanzen im Vordergrund stehen sollen.

6. Bisphosphonate

Bisphosphonate konnten sich innerhalb kürzester Zeit einen festen Platz unter den Behandlungsmodalitäten malignombedingter Skelettdestruktionen sichern. Auf

Grund ihrer chemischen Struktur binden Bisphosphonate spezifisch an die Knochensubstanz und behindern die tumorinduzierte Zerstörung der Knochenstruktur. Durch die Gabe von Bisphosphonaten kommt es zu einer Hemmung der Osteoklastentätigkeit und dadurch zu einer raschen Besserung metastatisch bedingter Knochenschmerzen, Verminderung pathologischer Frakturen und Reduktion der osteolytischen Hypercalcämie. Da die Osteoklastenaktivität durch Mediatorsubstanzen der Tumorzellen bestimmt wird, ist es für eine optimale Wirkung im Skelettsystem notwendig, neben der Gabe von Bisphosphonaten gleichzeitig das Tumorwachstum zu unterdrücken.

Bei oraler Gabe wird nur etwa 1% der verabreichten Bisphosphonatdosis resorbiert. Nach parenteraler Verabreichung werden Bisphosphonate rasch an calciumhaltige Gewebe gebunden oder unverändert über die Nieren ausgeschieden. Die Metabolisierung ist vernachlässigbar gering. Die durchschnittliche Halbwertszeit für die renale Elimination liegt bei 2,5 Stunden. Die im Organismus retinierte Menge ist von der verabreichten Gesamtdosis, nicht von der Infusionsgeschwindigkeit abhängig.

6.1 Hypercalcämie

Neben der Entstehung der Osteoklastentätigkeit ist die erhöhte Calciumrückresorption der Niere der Grund für tumorinduzierte Hypercalcämie. Bisphosphonate hemmen zwar die Calciummobilisierung aus dem Skelettsystem, die renale Rückresorption allerdings bleibt unbeeinflußt. Zur raschen Korrektur ist deshalb die Gabe von Flüssigkeit und evtl. bei ausgeprägter klinischer Symptomatik die Verabreichung von Calcitonin notwendig. Nach Gabe von Bisphosphonaten, Flüssigkeit und Schleifendiuretika dauert es einige Tage, bis erhöhte Calciumspiegel wieder in den Normbereich zurückkehren, wobei die Dauer vom Grad der Hypercalcämie abhängt. Notwendig ist die gleichzeitige effektive Behandlung des zugrunde liegenden Tumorleidens.

Durch die Unterdrückung der Osteoklastenaktivität führen Bisphosphonate zu einer raschen und länger anhaltenden Schmerzlinderung. Ernst und Brasher et al. (1997) zeigten in einer randomisierten Studie, daß die i. v. Gabe von 600 mg Clodronat gegenüber Placebo bereits innerhalb weniger Tage zu einer signifikanten Minderung der Schmerzsymptomatik und Besserung der körperlichen Mobilität führt. Van Holten-Verzantvoort und Zwinderman et al. (1991) konnten in einer randomisierten Studie belegen, daß die bisphosphonat-bedingte Reduktion der Schmerzintensität und die hieraus resultierende verbesserte Mobilisierung über Monate anhält: Die Patientinnengruppe, die zusätzlich zur systemischen Therapie Pamidronat erhalten hatte, zeigte über einen mehrjährigen Zeitraum signifikant weniger tumorbedingte Knochenschmerzen und eine deutlich bessere Mobilität. Ähnlich wie bei der Hypercalcämie ist die Höhe der notwendigen Bisphosphonatdosis bei der Behandlung schmerzhafter Osteolysen von der Ausdehnung der Erkrankung im Skelettsystem und von der proliferativen Aktivität des Tumorgeschehens bzw. vom Ausmaß der Osteoklastenaktivierung abhängig. Initial sollte deshalb mit hohen parenteralen Dosen begonnen werden. Nach Remissionsinduktion durch tumorspezifische Maßnahmen kann dann, je nach klinischer Symptomatik, auf eine orale Therapie übergegangen werden.

Bisphosphonate bewirken eine signifikante Reduktion von Knochenschmerzen und pathologischen Skelettfrakturen und verzögern das Fortschreiten des Tumorgeschehens im Skelettsystem. Dies konnte durch mehrere randomisierte Studien bestätigt werden (Hortobagyi und Theriault et al. 1998). Überdies konnte gezeigt werden, daß die objektiven Tumorremissionen im Skelettsystem durch Zugabe von Bisphosphonaten zur systemischen Behandlung nahezu verdoppelt werden können. Diese Ergebnisse konnten von Hultborn im Rahmen einer doppelblinden, randomisierten Studie bestätigt werden (Hultborn und Gundersen et al. 1996). Hier betrug der Unterschied der Zeit bis zum Fortschreiten des Tumorgeschehens im Skelettsystem 5 Monate (14 vs. 9 Monate).

Die Nebenwirkungen von Bisphosphonattherapien sind gering. Bei oraler Applikation treten dosisabhängig bei 2–10% der Patienten gastrointestinale Nebenwirkungen mit Übelkeit, Diarrhöe und epigastrischen Schmerzen auf. Etwa 3% der Patientinnen zeigen Werte einer passageren Hypocalcämie. Bei parenteraler Gabe von Aminobisphosphonaten kann es zu passageren Temperaturerhöhungen für die Dauer von ein bis zwei Tagen kommen. Während dieser Phase klagen die Patienten über grippeähnliche Beschwerden mit Kopfschmerzen und Muskelzittern. Bedingt werden diese Beschwerden, die in der Regel nur zu Beginn der Behandlung auftreten, durch eine Freisetzung von Zytokinen. Insgesamt ist die Verträglichkeit von Bisphosphonaten als sehr gut zu bezeichnen.

7. Hormontherapie

Das Mammacarcinom stellt ein typisches Beispiel für ein Malignom dar, das in vielen Fällen in seiner Proliferation einer hormonellen Kontrolle unterworfen ist. Die Erkenntnis, daß hormonelle Manipulationen somit zu einer Modulation des Krankheitsverlaufs führen können, hat bereits vor über hundert Jahren zu der Entwicklung des Konzeptes der therapeutischen Ovariectomie geführt (Beatson 1896), das über viele Jahrzehnte verfolgt wurde. Die Ausschaltung der ovariellen Hormonproduktion zeigte erwartungsgemäß bei den postmenopausalen Patientinnen wenig Wirksamkeit, da bei ihnen das adrenal produzierte Östron die wichtigste Östrogenquelle darstellt. Daher wurde subsequent auch Adrenalectomie und Hypophysectomie als totale chirurgische Hormonblockade vorgeschlagen und bis zur Entwicklung von pharmakologischen Alternativen auch durchgeführt.

In der palliativen endokrinen Therapie des Mammacarcinoms wird auf das Therapiekonzept einer kompetitiven Hemmung des ER oder der Suppression der Östrogenproduktion zurückgegriffen. In dieser Situation scheint vor allem das für die Lebensqualität günstigere Nebenwirkungsspektrum endokriner Therapiemaßnahmen bei entsprechender Charakteristik des Primärtumors von Vorteil. Allerdings sollte beachtet werden, daß es bei manifester Fernmetastasierung im Vergleich zum Primärtumor zu einer Änderung der Therapieempfindlichkeit kommen kann. In der palliativen endokrinen Therapie des Mammacarcinoms spielen sowohl antiöstrogene Substanzen als auch Aromatasehemmer die wichtigste Rolle, wobei letztere zumindest vorläufig noch immer als Standard der Second-line-Hormontherapie gelten.

Die Rationale des hormonabhängigen Tumorwachstums wurde durch die Entdeckung des Östrogenrezeptors geschaffen (Walter und Green et al. 1985, Greene 1986 #281), wobei sich im weiteren klar abzeichnete, daß eine effektive Hormontherapie nur bei den Patientinnen zu erreichen ist, deren Tumoren diesen Östrogenrezeptor in ausreichendem Maße exprimieren, also durch Östrogen stimulierbar sind (Osborne und Yochmowitz et al. 1980). Die klinische Relevanz der Östrogenrezeptorexpression auf den Tumorzellen ist Gegenstand von zum Teil ziemlich kontroversiellen Diskussionen. Generell kann man jedoch heute zwei Prinzipien festhalten:

1. Tumoren, die ER-positiv sind, haben generell eine bessere Prognose als ER-negative.
2. Der Hormonrezeptorgehalt ist ein Prädictor für das Ansprechen auf eine Hormontherapie.

Im Gegensatz zu diesen Feststellungen bleiben viele Aspekte der Hormonabhängigkeit unbeantwortet. Zum Beispiel wurde mehrfach gezeigt, daß entgegen diesem Konzept der hormonellen Wachstumsstimulation auch eine Behandlung mit Östrogen in 30–40% der Patientinnen zu einer Tumorregression führt. Andererseits ist klar, daß es in einem großen Teil der Patientinnen nach initialem Ansprechen auf eine Hormonblockade zur Entwicklung einer Resistenz bei meist unverändertem ER-Gehalt des Tumors kommt, wobei der Mechanismus noch wenig verstanden wird.

Ziel aller hormonellen Behandlungsmaßnahmen ist die Ausschaltung der östrogenbedingten Wachstumsstimulation von Tumorzellen. Generell unterscheidet man verschiedene Hormontherapieformen:

– *Ablative Hormontherapie:* Von den ablativen hormonellen Behandlungsmaßnahmen (Hypophysectomie, Adrenalectomie, Ovarectomie) besitzt lediglich die chirurgische oder radiologische Ausschaltung der Ovarien noch klinische Bedeutung.

– *Additive Hormontherapie*: Additive Hormontherapien umfassen die medikamentöse Ausschaltung der Ovarialfunktion durch „Gonadotropin-Releasing-Hormone" (GnRH)-Analoga, die Gabe von Antiöstrogenen, von Aromatasehemmern und von Gestagenen.

In Tab. 3 sind die wesentlichen heute in Verwendung oder Erprobung stehenden Substanzen, Handelsnamen, empfohlene Dosierungen und Indikationen aufgelistet.

7.1 GnRH-Analoga

Die Isolierung und Strukturanalyse von GnRH führte zur gezielten Entwicklung von Substanzen (Analoga), die eine reversible medikamentöse Castration ermöglichen. Während die Langzeitanwendung von GnRH-Analoga bei prämenopausalen Patientinnen zu einem signifikanten Abfall des Östrogenspiegels führt, kommt es initial kurzfristig zu einer erhöhten LH- und Östradiol-Ausschüttung. Tumorprogressionen, wie sie bei Patienten mit Prostatacarcinomen beobachtet wurden, sind bei Patientinnen mit Mammacarcinomen bisher nicht aufgetreten. GnRH-Analoga bedingen auch eine Suppression der Prolactinsecretion, sowie eine Reduktion der zellulären Prolactinrezeptorsynthese. Durch Ankoppelung an spezifische zelluläre GnRH-Rezeptoren wirken GnRH-Analoga in vitro wahrscheinlich durch die Beeinflussung lokaler Wachstumsfaktoren proliferationshemmend. Die klinische Bedeutung dieser Proliferationshemmung ist aber als sehr gering einzustufen.

Als Nebenwirkungen finden sich bei der Mehrheit der Patientinnen als Zeichen des Östrogenentzugs Hitzewallungen und Libidominderung; weniger als 10% aller Frauen klagen über Nebenwirkungen wie Übelkeit, trockene Vagina, Hypotonus, Depressionen und Schlafstörungen.

7.2 Antiöstrogene

Zur Medikamentengruppe der Antiöstrogene gehören nicht-steroidale und steroidale Substanzen. Das derzeit bestuntersuchte nicht-steroidale Antiöstrogen ist Tamoxifen. Tamoxifen ist ein nicht-steroidales Antiöstrogen, das an den Östrogenrezeptor bindet und überwiegend antagonistische, in geringem Ausmaß aber auch agonistische Wirkung hat. Durch die Bindung an den Östrogenrezeptor von Tumorzellen werden diese in der frühen G1-Phase des Zellzyklus arretiert, was zu einer Minderung der Proliferationsrate bzw. Abnahme des S-Phasen-Anteils führt. Die klinische Wirksamkeit des Tamoxifen ist daher eng an das Vorhandensein des Östrogenrezeptors auf den Tumorzellen gebunden. Dieser zeigt jedoch, obwohl labortechnisch in positiv oder negativ unterschieden, eine biologische Varianz, die eine Wirkung auch bei Patientinnen mit einem Tumor mit niedrigem Östrogenrezeptorgehalt (< 10 fmol/mg) möglich erscheinen lassen. Die agonistische Wirkung des Tamoxifen dürfte der Grund für die positiven östrogenartigen Effekte auf den Knochenmetabolismus und den Serumlipidstoffwechsel sein. Auf jeden Fall wird durch die Beeinflussung des Lipid-Haushaltes das Risiko cardiovasculärer Erkrankungen gemindert. Vermindert wird auch das Fortschreiten osteoporotischer Veränderungen.

Tamoxifen induziert eine vermehrte Produktion des wachstumshemmenden Faktors TGF β (Transforming-growth-factor.beta) bei gleichzeitiger Verringerung wachstumsfördernder Faktoren wie TGF α und IGF (Insulin-like-Growth-Faktor). Zusätzlich wird die Ausbildung von EGF- (Epidermal-Growth-Factor) und IGF-Rezeptoren vermindert. In Zellkulturexperimenten induzieren Antiöstrogene eine erhebliche Verstärkung der zytotoxen Wirkung von Interferon α. Es ist anzunehmen, daß TGF-β seine antiproliferative Wirkung ebenfalls indirekt durch vermehrte Freisetzung von Interferon α entfaltet. Neben der Proliferationshemmung bewirken Antiöstrogene eine Verminderung der Adhäsionsfähigkeit von Tumorzellen an subendotheliale Strukturen; hierdurch kann die Metastasierungstendenz eingeschränkt werden.

Die Verträglichkeit von Antiöstrogenen ist sehr gut. An Nebenwirkungen können geringe gastrointestinale Beschwerden, wie Völlegefühl, Übelkeit und Erbrechen, sowie Trockenheit der Schleimhäute, Vaginitis, Ödeme, Hitzewallungen, Depressionen und Gewichtszunahme auftreten. Selten kommt es zu passageren Thrombo- und Leucopenien, behandlungsbedürftigen Hypercalcämien und Retina- bzw. Cornea-Schädigungen (Tab. 2).

Neuere Antiöstrogene, wie Toremifen oder Droloxifen, zeigen letztlich gleiche therapeutische Effektivität. Ihre östrogene Restwirkung ist allerdings geringer, so daß spekulativ die Risiken für eine Thromboseneigung, eine fokale, noduläre Hyperplasie der Leber und eine Endometriumcarcinomentwicklung geringer einzustufen sein dürften. Andererseits könnte die Osteoporosebeeinflussung ebenfalls geringer als bei Tamoxifen sein.

7.3 Aromatasehemmer

Substanzen dieser Gruppe entfalten ihre Wirkung über die Hemmung der Aromatisierung von Androstendion und Testosteron zu Östron bzw. Östradiol und damit die Östrogensynthese. Bis vor kurzer Zeit war lediglich der unspezifische, nicht steroidale Aromatasehemmer Aminoglutethimid in Verwendung, der nebst der erwünschten Inhibition der Aromatisierungsreaktion auch die Steroid- und Thyroxinsynthese hemmt. Die Blockierung der adrenalen Steroidsynthese führt zu einer Senkung des Aldosteron- und des Cortisolspiegels. Bei normaler Hypophysenfunktion kommt es allerdings reflektorisch innerhalb von 3 bis 7 Tagen zu einer vermehrten ACTH-Sekretion. Verschiedene Untersuchungen zeigten, daß AG bei einer Dosierung zwischen 250–500 mg/Tag p.o. auch ohne Corticoidsubstitution verabreicht werden kann. Nebenwirkungen von AG sind Benommenheit, Schwächegefühl, Schlaflosigkeit, Ataxie, Schwindel, Exantheme und eine hypothyreote Stoffwechsellage. Die spezifischen Aromatasehemmer der neueren Generation, Anastrazol, Fadrozol, Formestan, Letrozol und Vorozol, haben im Vergleich zu Aminoglutethimid eine deutlich spezifischere Wirkung auf die zelluläre Östrogenbiosynthese. Durch ihre spezifischere Wirkung sind die Nebenwirkungen deutlich geringer. Im Vordergrund stehen klinische Symptome der Östrogendeprivation und im Falle des i.m. zu verabreichenden Formestan lokale Gewebereaktionen. Bezüglich des Wirkungsmechanismus werden innerhalb der Aromatasehemmer 2 Subgruppen, die Typ-I- sowie Typ-II-Inhibitoren, unterschieden. Erstere (Exemestan, Formestan, Plomestan) sind Steroide, die das natürliche Substrat (Androstendion und Testosteron) kompetitiv hemmen, indem sie irreversibel an das substratbindende Zentrum der Aromatase binden. Typ-II-Inhibitoren (Anastrazol, Fadrozol, Letrozol, Rogletimide, Vorozol) sind vorwiegend nicht-steroidale Substanzen, die reversibel Cytochrom P-450 arom binden. Cytochrom P-450 arom ist das spezifische Coenzym der Steroidhydroxylierung. Dieser Stoffwechselweg stellt die Hauptquelle der Östrogenproduktion postmenopausaler Patientinnen dar.

7.4 Gestagene

Gestagene senken die Östrogenspiegel im Blut und mindern durch Hemmung der Ostrogenrezeptorsynthese den stimulierenden Einflug der Östrogene auf die Tumorzellen. Die Reduktion der hypophysären Secretion von FSH, LH und ACTH resultiert in einer Verminderung der Cortisol-, DHEAS-, Androstendion-, Testosteron-, Östron-, Östradiol- und Östronsulfatspiegel. Gestagene reagieren auf zellulärer Ebene mit Progesteronrezeptoren, besitzen aber auch Affinität zu Corticoid- und Androgenrezeptoren.

Im Gegensatz zu Antiöstrogenen beeinflussen Gestagene den Lipidstoffwechsel ungünstig. Alpha-Lipoprotein-, HDL-Cholesterol- und Apolipoprotein Al-Spiegel sinken stark ab, während Beta-Lipoprotein-, LDL-Cholesterol- und Apolipoprotein B im Blut deutlich ansteigen. Ähnlich wie unter der Behandlung mit Aminoglutethimid kann es auch unter MPA-Gabe zu einem Absinken der Schilddrüsenhormonspiegel (T3, T4) im Blut kommen.

Prinzipielle Wirkungsunterschiede zwischen Medroxyprogesteronacetat (MPA) und Megestrolacetat (MA) bestehen nicht. Die systemischen Nebenwirkungen sind ebenfalls gleich einzustufen. Sie umfassen die Entwicklung einer Facies lunata, vermehrtes Schwitzen, Völlegefühl, Obstipation, Gewichtszunahme, Tremor, Muskelkrämpfe, Dyspnoe, Depressionen, Verwirrtheitszustände, Vaginalblutungen, Phlebitis, Pruritus, Thromboseneigung und Lungenembolien. Auf Grund ihrer appetitsteigernden, schmerzlindernden und leicht euphorisierenden Wirkungen wird die hochdosierte Gestagentherapie bei fortgeschrittener Erkrankung, empfohlen.

7.5 Androgene, Östrogene

Androgene oder hoch dosierte Östrogene sind zwar klinisch wirksame Behandlungsverfahren, doch liegen Umfang und Intensität ihrer Nebenwirkungen intolerabel hoch. Sie werden deshalb nur noch in Ausnahmefällen angewandt.

7.6 Kombination von hormonellen Therapiemaßnahmen

In mehreren prospektiven, randomisierten Studien konnte gezeigt werden, daß im metastasierten Stadium Remissionsraten, Remissionsdauer und Überlebenszeiten durch die gleichzeitige Gabe mehrerer hormonell wirksamer Therapieverfahren nicht verbessert werden. Allerdings addieren sich die Nebenwirkungen.

7.7 Ablauf der Hormontherapie

Bei primärem Ansprechen auf eine Hormontherapie kann bei etwa 50 % der Patientinnen nach Fortschreiten der Erkrankung ein neuerliches Ansprechen auf eine weitere hormonelle Maßnahme erwartet werden. Bei primärem Versagen einer Hormontherapie (innerhalb von 2 Monaten) ist ein Wechsel auf eine Chemotherapie erforderlich.

Das Ausmaß des Ansprechens auf eine Hormontherapie wird wesentlich durch patienten und tumorbezogene Faktoren, wie Alter, körperliche Leistungsfähigkeit, krankheitsfreies Intervall, Tumormasse, befallenes Organ und Hormonrezeptorstatus, bestimmt. Die Beurteilung der Wirksamkeit einer Hormontherapie erfolgt nach 8 bis 12 Wochen. Zu Beginn einer erfolgreichen Hormontherapie kann es zu einer Aufflammreaktion („flare") mit Zunahme von subjektiven Beschwerden (z. B. Knochenschmerzen) und objektiven Befunden (z. B. Verstärkung der fokalen Herde im Knochenszintigramm) kommen, die nicht mit einer Progression verwechselt werden dürfen.

Die Hormontherapie der ersten Wahl bei postmenopausalen Frauen ist aufgrund ihrer geringen Toxizität eine Antiöstrogentherapie mit Tamoxifen (20 mg/d p.o.). Vergleichende Untersuchungen zwischen Tamoxifen und verschiedenen neuen Aromatasehemmern zeigten, daß keine Unterschiede hinsichtlich der Verträglichkeit bestehen, daß aber zumindest bei Formestan die Dauer der Krankheitskontrolle etwas kürzer zu sein scheint (Perez Carrion und Alberola Candel et al. 1994). Aromatasehemmer sollten daher bis zum Vorliegen neuerer Daten erst nach einer Antiöstrogentherapie eingesetzt werden.

Als zweite hormonelle Behandlungsmaßnahme sind Aromatasehemmer (Formestan 250 mg/2 Wochen i.m., Letrozol 2,5 mg/Tag p.o., Anastrozol 10 mg/Tag p.o., Aminoglutethimid 250–500 mg/Tag p.o.) auf Grund ihrer deutlich geringeren Nebenwirkungen gegenüber Gestagenen vorzuziehen. Beim klinischen Wirksamkeitsvergleich scheinen die neueren Aromatasehemmer, insbesondere hinsichtlich der Dauer der Krankheitskontrolle, dem Aminoglutethimid überlegen zu sein.

Als dritter hormoneller Behandlungsschritt sollten Gestagene (MPA 250–1000 mg/d p.o.; MA 160 mg/d p.o.) eingesetzt werden.

Bei prämenopausalen Frauen scheinen Ovarectomie und medikamentöse Castration mit GnRH-Analoga als erste therapeutische Maßnahme gleich wirksam. Die weitere Behandlungsabfolge entspricht der Sequenz: Antiöstrogene – Aromatasehemmer – Gestagene.

8. Zytostatische Therapie

Neben der Hormontherapie ist die zytostatische Chemotherapie der zweite wesentliche Teil der systemischen Therapie des metastasierten Mammacarcinoms. Art und Intensität der Chemotherapie werden im metastasierten Stadium durch das Fehlen einer Heilungsmöglichkeit bestimmt. Das Therapieziel ist das Aufhalten der Progredienz und die Rückbildung tumorbedingter Symptome. Es gibt heute kaum eine zytostatische Substanz, die nicht schon in der Behandlung des metastasierten Mammacarcinoms versucht wurde. Die in Monotherapieschemata erreichten Ansprechraten sind in Tab. 4 aufgelistet und variieren von 0 bis 70% (Flamm Honig 1996). In letzter Zeit scheinen die Taxane als stärkste monotherapeutisch wirksame Substanzen das Doxorubicin abzulösen (Hortobagyi und Holmes 1996, Piccart und Di Leo 1997). Bei unselektioniertem Patientengut sind Polychemotherapien den Monotherapien im Hinblick auf die Überlebenszeit nicht überlegen: Henderson und Mitarbeiter stellten bei einer Zusammenfassung der Ergebnisse verschiedener Studien der Eastern Cooperative Oncology Group (ECOG) fest, daß Polychemotherapien im Vergleich zu Monotherapien zwar zwei- bis dreimal höhere Ansprechraten zeigen, daß aber die Überlebenszeit hiervon unbeeinflußt bleibt (Henderson 1983). Gleiches scheint auch für den Vergleich von konventionellen und hochdosierten Chemotherapien zu gelten (Eddy 1992). Inwieweit bei bestimmten selektionierten Patientengruppen auch eine Überlebenszeitverlängerungen möglich ist, wird derzeit in zahlreichen Studien untersucht und scheint nur bei Patientinnen mit ungünstiger Prognose, raschem Krankheitsverlauf und insbesondere visceraler Metastasierung möglich.

Tabelle 4. Relative Ansprechraten von zytostatischen Monotherapien bei Patientinnen mit metastasiertem Mammcarcinom

Substanz-Name	Zahl der Patienten in publ. Studien		
	total	unbehandelt	Ansprechrate (%)
Actinomycin D	59	—	0–20
Amonafide	26	26	23
Amsacrin	235	–	3–15
BCNU (Carmustin)	155	5	7–29
Bleomycin	39	3	0–5
Carboplatin	122	47	0–20
CCNU (Lomustin)	103	21	11–14
Chlorambucil	58	–	0–19
Cisplatin	191	54	0–54
Cyclophosphamide	887	594	11–59
Cytosin Arabinosid (Cytarabin)	64	–	0–15
Dacarbazine	51	–	0–14
Docetaxel (Taxotere)	106	79	50–72
Doxorubicin (Adriamycin)	1122	182	0–87
Epirubicin	390	67	16–71
Estramustin (Estracyt)	97	12	5–39
Etoposid	319	20	0–15
Floxuridin (5-fluoro-2´-deoxyuridin)	152	7	12–48
Fludarabin	14	0	0
Fluorouracil	1921	667	0–68
Ftorafur	29	–	–
Gemcitabin	–	–	25–32
Hydroxyurea	21	–	13–14
Idarubicin	342	173	11–46
Ifosfamide	48	20	15–40
Melphalan	222	91	0–23
6-Mercaptopurin	44	–	14
Methotrexat	547	76	4–54
Mitomycin	307	0	5–35
Mitoxantron (Novantron)	848	266	3–36
Nitrogen mustard	95	39	8–25
Paclitaxel (Taxol)	568	202	20–62
Pirarubicin	364	61	17–53
Prednimustin	166	35	22–40
Procarbazin	21	–	–
Thiotepa	266	139	8–37
Vinblastin	119	–	0–45
Vincristin	251	12	0–40
Vindesin	218	24	4–31
Vinorelbin (Navelbin)	88	70	20–52

Modifiziert nach Flamm Honig (1996)

8.1 Monochemotherapie

Bei nur langsam fortschreitender Erkrankung, geringen tumorbedingten Beschwerden, geringer Tumorlast und vorwiegend nicht-visceraler Metastasierung sind zytostatische Monotherapien die Behandlungsformen der Wahl (Tab. 4). Sie bieten die Chance auf eine Tumorremission, ohne allzu starke Beeinträchtigung des Befindens der Patientinnen durch toxische Nebenwirkungen. Die durchschnittliche therapeutische Effektivität der Zytostatika liegt bei Verabreichung als Monotherapie bei etwa 30%. Höhere Remissionsquoten können durch höhere Dosierungen bzw. zeitliche Dosisintensivierung konventioneller Dosen erreicht werden; allerdings steigen dann auch die Nebenwirkungen deutlich an.

8.2 Dosiseskalation und Polychemotherapie

Konventionell dosierte Polychemotherapien weisen Remissionsquoten zwischen 40 und 70% auf. Unterschiede hängen neben der Zytostatikadosierung vorwiegend von tumor- und patientenbezogenen Faktoren, wie z. B. Anzahl der befallenen Organe, Tumormasse, Proliferationsaktivität, Allgemeinzustand, ab. Durch den Einsatz von hämatopoietischen Wachstumsfaktoren, autologer Knochenmarktransplantation oder hämatopoietischer Stammzellretransfusion lassen sich sehr hohe Zytostatikadosen verabreichen. Hierdurch soll die Remissionsrate erhöht und so eine langfristige Krankheitskontrolle erreicht werden.

Entgegen den ursprünglich hohen Erwartungen sind jedoch die Ergebnisse von hochdosierten Chemotherapien mit anschließender autologer Knochenmarktransplantation oder Stammzellretransfusion bei palliativ mehrfach vorbehandelten Patientinnen enttäuschend. Zwar sind die Remissionsquoten hoch (> 70%), doch sind die Remissionsdauern mit median 5 Monaten sehr kurz. Die Behandlungsergebnisse werden wesentlich günstiger, wenn nur die Patientinnen in die Hochdosis-Chemotherapien inkludiert werden, bei denen eine objektive Remission nach Induktion durch konventionelle Chemotherapie erreicht wurde. Die Remissionsdauer liegt dann zwischen 12 und 21 Monaten (Peters 1995). Man muß allerdings feststellen, daß die Selektion der für diese Behandlung in Frage kommenden Patientinnen eine Gruppe darstellt, die auch mit konventioneller Dosis eine bessere Prognose hat, als jene Patientinnen, die wegen mangelnder Belastbarkeit aus den Hochdosisprotokollen ausscheiden. Zia Rahmon und Mitarbeiter zeigten in einer Retrospektivanalyse, daß konventionell behandelte Patientinnen, die sich auf Grund ihrer Ausgangssituation für eine Hochdosis-Chemotherapie qualifiziert hätten, dreimal so häufig eine komplette Remission erreichten wie Patientinnen, die nicht für eine Hochdosis-Behandlung geeignet waren, und das mediane Überleben in der ersten Gruppe praktisch doppelt so lange war (Tab. 5).

Wegen der selektionsbedingten Interpretationsschwierigkeiten von Studienergebnissen sind randomisierte, gut stratifizierte Studien dringend erforderlich. Eine erste, randomisierte Studie wurde von Bezwoda und Seymour et al. (1995) publiziert. An einer relativ kleinen Patientinnengruppe (n = 90) fanden sie erheblich günstigere Ergebnisse hinsichtlich der Ansprechdauer und der Überlebenszeit nach zwei Cyclen einer Hochdosis-Chemotherapie, verglichen mit einer konventionell dosierten Polychemotherapie (Tab. 6). Ein Kritikpunkt der Studie waren die im Vergleich zur Literaturlage sehr ungünstigen Ergebnisse des Arms mit konventioneller Polychemotherapie, die wahrscheinlich durch eine bessere submyeloablative Vorgehensweise (z. B. Paclitaxel + Doxorubicin) (Frassineti und Zoli et al. 1997) optimiert werden könnte. Zur Zeit sind Studien im Gange, die diese Frage klären sollen. Auf Grund der gegenwärtig bestehenden Hospitalisierungsnotwendigkeit, der hohen Akuttoxizität, einer Letalität um 1–2%, den noch weitgehend unbekannten Spätfolgen und der nicht sicher belegten günstigeren Wirkung einer Hochdosis-Chemotherapie muß die HD-Chemotherapie derzeit noch als experimentell eingestuft werden.

Tabelle 5. Bedeutung von Selektionskriterien bei der Bewertung von Behandlungsergebnissen (Zia Rahmon, 1995)

	HD-CT	konventionelle CT	Alle
Pat.-Zahl	590	788	1375
Alter	49	60,5	54
CR (%)	25,3	8,6	15,2
PR (%)	66,1	38,8	50,5
med. Überleben (Mo.)	28	17	–
3-Jahres-Überl. (%)	38,3	21,5	28,3
5-Jahres-Überl. (%)	18,8	7,5	12,3
10-Jahres-Überl. (%)	5,2	0,2	3,3

Tabelle 6. Ergebnisse der randomisierten Studie: Hochdosis-Chemotherapie (HD-CNV) versus konventionelle (CNV) Polychemotherapie (Bezwoda et al., 1995)

Ansprechen	HD-CNV	CNV	p-Wert
Komplette Remission	51	4	<0,01
Partielle Remission	44	49	–
Progression	4	47	–

8.3 Chemotherapiedauer

In den meisten europäischen Zentren ist es üblich, die Chemotherapie beim Erreichen einer Vollremission oder bei Stabilisierung des Krankheitsgeschehens nach sechsmonatiger Zytostatikagabe auszusetzen und beim neuerlichen Fortschreiten die Chemotherapie bis zum nachgewiesenen Fortschreiten des Tumorwachstums wiederaufzugreifen. Das Problem der nach Remission häufig sehr raschen neuerlichen Progredienz würde allerdings die Suche nach remissionsverlängernden „Erhaltungstherapien" sinnvoll erscheinen lassen.

8.4 Kombination von hormoneller und zytostatischer Therapie

In der Vergangenheit wurde vielfach versucht, durch Kombination zytostatischer und hormoneller Therapien die Behandlungseffektivität zu erhöhen. Prospektiv randomisierte Untersuchungen konnten allerdings keine klinisch relevanten Vorteile einer Kombinationstherapie aufzeigen (Cocconi und De Lisi et al. 1983, Hug und Hortobagyi et al. 1985). Patientinnen, bei denen eine Hormontherapie auf Grund eines positiven Hormonrezeptorstatus oder anderer klinischer Faktoren in Frage kommt, sollten deshalb zunächst allein hormonell behandelt werden. Zu erwägen ist eine Hormontherapie nach partieller oder kompletter Remission durch eine zytostatische Behandlung.

9. Experimentelle Konzepte

Die Entwicklung in der biomedizinischen Forschung und die daraus abgeleiteten Techniken in der molekularen und strukturellen Biologie in Zusammenspiel mit der rasch voranschreitenden Entzifferung des Genoms führt derzeit zu einer Revolutionierung der Medizin. Das letzte Jahrzehnt hat wichtige Erkenntnisse über die Mechanismen, die Zellwachstum und -teilung regulieren, die die embryonale Entwicklung steuern und die für die Entstehung von Krankheiten verantwortlich sind, gebracht. Diese Entdeckungen beginnen nun immer mehr auch einen Eingang in die klinische Medizin zu finden und im Rahmen von neuen diagnostischen Techniken und Therapiestrategien unser konventionelles Vorgehen zu verändern. Die unter dem Überbegriff biologische Tumortherapie zusammengefaßten Konzepte sind einerseits immunologisch ausgerichtet, um bestehende Tumorzellen spezifischer und selektiver anzugreifen, und andererseits gentherapeutisch, um zu versuchen, bestimmte genetische Defekte der Tumorzellen zu korrigieren. Allerdings sind alle diese Therapieansätze noch im experimentellen Stadium oder in frühen klinischen Prüfungen, so daß derzeit noch nicht gesagt werden kann, ob und wann sie Eingang in die klinische Routinebehandlung des metastasierten Mammacarcinoms finden werden.

10. Zusammenfassung

Das metastasierte Mammacarcinom ist eine unheilbare Erkrankung, die eine große Zahl von Frauen betrifft und damit zu einem bedeutenden Faktor in der Onkologie geworden ist. Trotz der allgemein schlechten Prognose können allerdings einige Patientinnen mehrere Jahre überleben. Die primäre Therapiestrategie liegt angesichts der fehlenden Heilungsmöglichkeit in einer möglichst effektiven Palliation bei einer möglichst hohen Lebensqualität. Hormontherapie stellt die Therapie der ersten Wahl dar bei Patientinnen mit guter und moderater Prognose, wobei sämtliche hormonellen Therapiemodalitäten ausgeschöpft werden sollten. Bei Patientinnen mit schlechter Prognose ist eine Polychemotherapie anzustreben. Inwieweit eine Dosisintensivierung zu einem Verlängern des Gesamtüberlebens führt, kann derzeit noch nicht eindeutig gesagt werden. Eine kombinierte chemo-hormonelle Therapie scheint keine Vorteile zu bringen. Neue immunologische oder gentherapeutische Therapieansätze sind derzeit noch als experimentell einzustufen, lassen aber auf eine Verbesserung der Prognose für die Zukunft hoffen.

Literatur

[1] Beatson GT (1896) On the treatment of inoperable cases of carcinogen of the mamma: Suggestions for a new method of treatment with illustrative cases. Lancet 2: 104–107, 162–167.

[2] Bezwoda WR, Seymour L, Dansey RD (1995) High-dose chemotherapy with hematopoietic rescue as primary treatment for metastatic breast cancer: A randomized trial [see comments]. J Clin Oncol 13(10): 2483–2489.

[3] Bonadonna G, Valagussa P, Moliterni A, Zambetti M, Brambilla C (1995) Adjuvant cyclophosphamide, methotrexate, and fluorouracil in node-positive breast cancer: The results of 20 years of follow-up [see comments]. N Engl J Med 332(14): 901–906.

[4] Cocconi G, De Lisi V, Boni C, Mori P, Malacarne P, Amadori D, Giovanelli E (1983) Chemotherapy versus combination of chemotherapy and endocrine therapy in advanced breast cancer. A prospective randomized study. Cancer 51(4): 581–588.

[5] Eddy DM (1992) High-dose chemotherapy with autologous bone marrow transplantation for the treatment of metastatic breast cancer [published erratum appears in J Clin Oncol 10(10): 1655-1658] [see comments]. J Clin Oncol 10(4): 657–670.

[6] Ernst DS, Brasher P, Hagen N, Paterson AH, MacDonald RN, Bruera E (1997) A randomized, controlled trial of intravenous clodronate in patients with metastatic bone disease and pain. J Pain Symptom Manage 13(6): 319–326.

[7] Flamm Honig S (1996) Treatment of metastatic disease. In: Harris JR, Lippman ME, Morrow M, Hellman S (eds.) Diseases of the Breast. Lippincott-Raven, Philadelphia, S. 669–734.

[8] Frassineti GL, Zoli W, Silvestro L, Serra P, Milandri C, Tienghi A, Gianni L, Gentile A, Salzano E, Amadori D (1997) Paclitaxel plus doxorubicin in breast cancer: An Italian experience. Semin Oncol 24(Suppl 17): S17-19–S17-25.

[9] Goldhirsch A, Gelber RD, Price KN, Castiglione M, Coates AS, Rudenstam CM, Collins J, Lindtner J, Hacking A, Marini G (1994) Effect of systemic adjuvant treatment on first sites of breast cancer relapse [see comments]. Lancet 343(8894): 377–381.

[10] Henderson IC (1983) Chemotherapy of breast cancer. A general overview. Cancer 51(Suppl 12): 2553–2559.

[11] Hortobagyi GN, Holmes FA (1996) Single-agent paclitaxel for the treatment of breast cancer: An overview. Semin Oncol 23(Suppl 1): 4–9.

[12] Hortobagyi GN, Theriault RL, Lipton A, Porter L, Blayney D, Sinoff C, Wheeler H, Simeone JF, Seaman JJ, Knight RD (1998) Long-term prevention of skeletal complications of metastatic breast cancer with pamidronate. Protocol 19 Aredia Breast Cancer Study Group. J Clin Oncol 16(6): 2038–2044.

[13] Hug V, Hortobagyi GN, Drewinko B, Finders M (1985) Tamoxifen-citrate counteracts the antitumor effects of cytotoxic drugs in vitro. J Clin Oncol 3(12): 1672–1677.

[14] Hultborn R, Gundersen S, Ryden S, Holmberg E, Carstensen J, Wallgren UB, Kilany S (1996) Efficacy of pamidronate in breast cancer with bone metastases: A randomized double-blind placebo controlled multicenter study. Acta Oncol 35(Suppl 5): 73–74.

[15] Jain S, Fisher C, Smith P, Millis RR, Rubens RD (1993) Patterns of metastatic breast cancer in relation to histological type. Eur J Cancer 15: 2155–2157.

[16] Osborne CK, Yochmowitz MG, Knight WA, McGuire WL (1980) The value of estrogen and progesterone receptors in the treatment of breast cancer. Cancer 46: 2884–2888.

[17] Perez Carrion R, Alberola Candel V, Calabresi F, Michel RT, Santos R, Delozier T, Goss P, Mauriac L, Feuilhade F, Freue M (1994) Comparison of the selective aromatase inhibitor formestane with tamoxifen as first-line hormonal therapy in postmenopausal women with advanced breast cancer. Ann Oncol 5(Suppl 7): S19–S24.

[18] Peters WP (1995) High-dose chemotherapy with autologous bone marrow transplantation for the treatment of breast cancer: Yes. Important Adv Oncol: 215–230.

[19] Piccart MJ, Di Leo A (1997) Future perspectives of docetaxel (Taxotere) in front-line therapy. Semin Oncol 24(Suppl 10): S10-27–S10-33.

[20] Sherry MM, Greco FA, Johnson DH, Hainsworth JD (1986) Breast cancer with skeletal metastases at initial diagnosis. Distinctive clinical characteristics and favorable prognosis. Cancer 58(1): 178–182.
[21] Valagussa P, Bonadonna G, Veronesi U (1978) Patterns of relapse and survival following radical mastectomy. Analysis of 716 consecutive patients. Cancer 41(3): 1170–1178.
[22] Van Holten-Verzantvoort AT, Zwinderman AH, Aaronson NK, Hermans J, van Emmerik B, van Dam FS, van den Bos B, Bijvoet OL, Cleton FJ (1991) The effect of supportive pamidronate treatment on aspects of quality of life of patients with advanced breast cancer. Eur J Cancer 27(5): 544–549.
[23] Walter P, Green S, Greene G, Krust A, Bornert J-M, Jeltsch J-M, Staub A, Jensen E, Scrace G, Waterfield M (1985) Cloning of the human estrogen receptor cDNA. Proc Natl Acad Sci USA 82: 7889–7893.
[24] Yamamoto N, Watanabe T, Katsumata N, Omuro Y, Ando M, Fukuda H, Takue Y, Narabayashi M, Adachi I, Takashima S (1998) Construction and validation of a practical prognostic index for patients with metastatic breast cancer [In Process Citation]. J Clin Oncol 16(7): 2401–2408.

Korrespondenz: Ao. Univ.-Prof. Dr. Christoph Wiltschke, Univ.-Klinik für Innere Medizin I, Univ.-Prof. Dr. Christoph Zielinski, Extraordinariat für internistisch-experimentelle Onkologie, Klinik für innere Medizin I und Ludwig-Boltzmann-Institut für klinisch-experimentelle Onkologie, Währinger Gürtel 18–20, A-1090 Wien, Österreich. Tel: 0043-1-40400-4689, Fax: 0043-1-40400-4687.

Bisphosphonattherapie beim Mammacarcinom

Ingo J. Diel

Zur Epidemiologie von Knochenmetastasen beim Mammacarcinom

Knochenmetastasen im Verlauf einer Brustkrebserkrankung sind sehr häufig. Legt man die Ergebnisse umfassender Autopsiestudien zugrunde, dann sind etwa 70% aller Frauen, die am metastasierten Mammacarcinom versterben, von skelettalen Absiedlungen betroffen [1]. Entsprechend der Drei-Drittel-Regel kann man sagen, daß ein Drittel der Frauen als erstes eine ossäre Metastasierung erfährt, ein Drittel im weiteren Verlauf der Erkrankung (nach visceraler Metastasierung), ein weiteres Drittel verstirbt ohne skelettale Absiedlungen. Bei einer geschätzten Mortalität von 30% erleidet jede 4. neuerkrankte Frau eine spätere ossäre Metastasierung. In den USA (Inzidenz: 180.000 Fälle p. a.) wären dies etwa 35.000–40.000 Frauen, in der Bundesrepublik Deutschland (geschätzte Inzidenz: 47.000–50.000 Fälle p. a.) etwa 9000 Frauen [2, 3]. Die durchschnittliche Überlebenszeit nach Eintritt einer Skelettmetastasierung liegt (bei sehr großer Variationsbreite) bei 2–3 Jahren. Das heißt, daß jährlich etwa 22.000 Patientinnen mit metastasiertem Mammacarcinom in Deutschland und 110.000 in den USA Kandidatinnen für eine Bisphosphonattherapie sind.

Pathophysiologie der Knochenmetastasierung

Prinzipiell sind alle bösartigen Tumore dazu in der Lage, in den Knochen zu metastasieren. Aber nur wenige haben regelmäßig und häufig das Skelett zum Zielorgan. Mammacarcinome, Prostata-, Lungen-, Schilddrüsen- und Nierenzellcarcinome und das multiple Myelom gehören zu dieser Gruppe und sind für 80–90% aller Knochenmetastasen verantwortlich [1, 4]. Auch die Verteilung im Skelett ist nicht zufällig. Während man ossäre Absiedlungen in Regionen mit hohem Anteil an trabeculärem Knochen gehäuft vorfindet (Achsenskelett), sind Metastasen in den lan-

gen Röhrenknochen selten. Die Gründe hierfür liegen in der erhöhten Knochen-
umbaurate im Achsenskelett und in anatomischen Besonderheiten, wie dem venö-
sen *Plexus vertebralis*, der eine retrograde Tumoraussaat aus genau den fünf
Organsystemen erlaubt, die osteotrop metastasieren [5–7].

Knochenmetastasen entstehen letztendlich nach den gleichen Kriterien wie andere Metastasen auch. Das heißt, der Tumor gibt Zellen ab, die nach Durchwandern
der extrazellulären Matrix die Basalmembran durchbrechen und mit dem Kreislauf
in distante Organe verschleppt werden. Im Zielorgan läuft der Prozeß umgekehrt
ab: Die metastatischen Zellen gelangen in den paravasalen Raum und lagern sich
dort ab. Dieser Vorgang wird u. a. durch Adhäsionsmoleküle und Chemotaxis vermittelt [8, 9]. Der größte Teil der disseminierten Zellen geht zugrunde. Einige
Zellen besitzen aber die Fähigkeit zu mikrometastatischer Proliferation oder verbleiben im Status der „Dormancy", um später zu wachsen. Bei Patientinnen mit
Mammacarcinom können disseminierte Zellen bei 30–45% der Fälle im Knochenmark nachgewiesen werden, ohne daß es bis heute gelungen ist, zwischen den
Zellen zu unterscheiden, die untergehen, und denen, die verbleiben und prolifera-
tionstüchtig sind [10].

Während die Vorgänge der Tumorzellaussaat, der „Cell Dormancy" und der
frühen Teilungsphase erst ansatzweise verstanden werden, weiß man über die
Wechselwirkung zwischen Mikrometastasen im Knochenmark und dem Knochen
und seinen Zellsystemen inzwischen gut Bescheid. In der Frühphase der
Knochenmetastasierung wird keineswegs der Knochen durch den Tumor selbst zer-

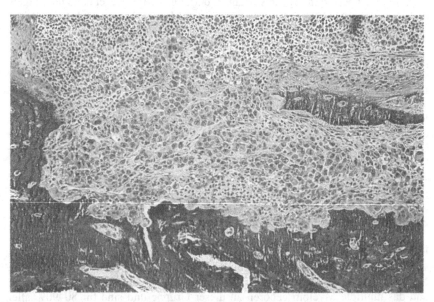

Abb. 1. Tumorosteolyse im Tiermodell. Im unteren (dunkleren) Teil der Abbildung erkennt
man mineralisierte Knochenmatrix mit Resorptionslakunen. In den Lakunen liegen mas-
senhaft mehrkernige Riesenzellen (Osteoklasten). Erst in der Schicht darüber befindet sich
Tumorgewebe (PTHrP-produzierendes Walker-Carcinosarkom in einer Rattentibia)

stört, sondern durch die Osteoklasten, die durch parakrin sezernierte Substanzen aktiviert werden. Eine typische Substanz, die von metastatischen Tumorzellen produziert wird, ist das Parathormon-ähnliche Peptid PTHrP. Die parakrine Osteoklastenaktivierung führt zu einer Degradierung der mineralisierten Knochenmatrix. Wachstumsfaktoren und Zytokine, die im Knochen eingelagert waren, werden dabei freigesetzt und können so zu einer Steigerung der Proliferationsrate der Mikrometastasen beitragen. Die Wechselwirkung, einem Circulus vitiosus vergleichbar, kennzeichnet den Vorgang der Tumorosteolyse bzw. -osteopathie (Abb. 1 und 2). Dieser Dialog zwischen Tumorzellen und Knochen wird durch den therapeutischen Einsatz von Bisphosphonaten erheblich gestört bzw. unterbrochen [11–15].

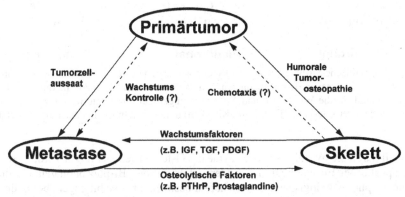

Abb. 2. Schematische Darstellung der wechselseitigen Beeinflussung von Primärtumor, Metastase und Skelett. Insbesondere besteht ein Circulus vitiosus der gegenseitigen Aktivierung zwischen metastatischen Zellen und Knochenmatrix

Bisphosphonate: Chemie, Pharmakologie und Nebenwirkungen

Pharmakochemie

Bisphosphonate gehören zur Gruppe der kondensierten Polyphosphate, die vor etwa 100 Jahren in Deutschland entwickelt und untersucht wurden. Vor etwa 30 Jahren gelang Fleisch und Mitarbeitern aus Bern der Nachweis, daß Bisphosphonate eine Hemmung der Osteoklasten bewirken und somit potentiell bei metabolischen Osteopathien genutzt werden können [16].

Bisphosphonate sind chemische Analoga des Pyrophosphats. Anorganisches Pyrophosphat hemmt – in vitro und in vivo – sowohl die Auflösung als auch die Bildung von Calciumphosphat. Während Pyrophosphat früher zur Verhinderung von Kalkablagerungen den Waschmitteln zugefügt wurde (inzwischen sind alle Waschpulver „phosphatfrei"), wird es heute nur noch bei der Skelettszintigraphie und als Additiv in Zahnpasten zur Verhinderung von Zahnstein genutzt [17].

Pyrophosphat spielt vermutlich eine zentrale Rolle bei der Mineralisation und Demineralisation der Knochenmatrix. Da Pyrophosphat physiologischerweise sehr

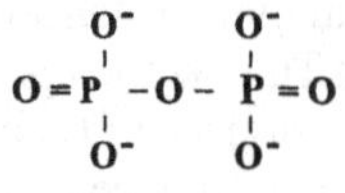

$$O = P - O - P = O \qquad \text{(Pyrophosphat)}$$

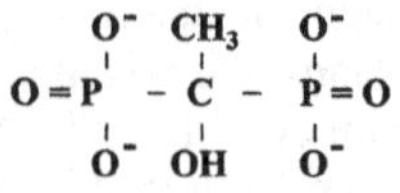

Pyrophosphat

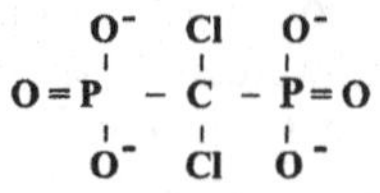

$$O = P - C - P = O \qquad \text{(Etidronat, } CH_3, OH\text{)}$$

Etidronat

$$O = P - C - P = O \qquad \text{(Clodronat, } Cl, Cl\text{)}$$

Clodronat

$$O = P - C - P = O \qquad (NH_2, (CH_2)_2, OH)$$

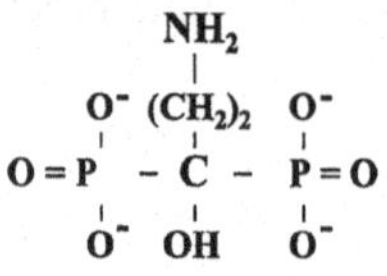

Pamidronat

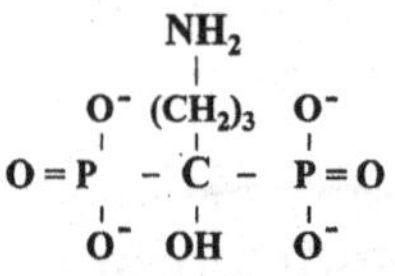

$$O = P - C - P = O \qquad (NH_2, (CH_2)_3, OH)$$

Alendronat

$$O = P - C - P = O \qquad (N, CH_3, CH_3(CH_2)_4, (CH_2)_3, OH)$$

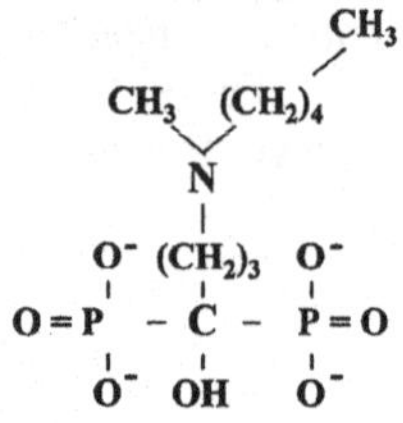

Ibandronat

Abb. 3. Chemische Strukturformel von Pyrophosphat und den derzeit in Deutschland und Österreich zugelassenen Bisphosphonaten. Nur die Seitenketten am C-Atom unterscheiden sich und sind für die Wirkstärke und Nebenwirkungen der einzelnen Substanzen verantwortlich. Die Wirkstärke (Affinität zum Knochen) nimmt von links oben nach rechts unten zu

schnell durch die hydrolytischen Enzyme der Osteoklasten inaktiviert wird, ist sein therapeutischer Einsatz begrenzt. Anders ist es mit den Bisphosphonaten, die die gleichen pharmakologischen Eigenschaften besitzen, aber stabil gegenüber hydrolytischen Einflüssen sind. Bisphosphonate haben zwischen den Phosphoratomen statt des Sauerstoffatoms ein Kohlenstoffatom. An dieses wiederum können die unterschiedlichsten Seitenketten gebunden sein, die für die Wirkungen und Nebenwirkungen der einzelnen Präparate verantwortlich sind (Abb. 3). Bisphosphonate binden streng an Hydroxylapatitkristalle und verhindern deren Wachstum und Auflösung. In vitro und in vivo verhindern sie die Resorption des Knochens durch mehrere Mechanismen, unter anderem durch die Hemmung der Osteoklastenneubildung aus Vorläuferzellen. Die neuesten Arbeiten zum Wirkmechanismus der Bisphosphonate lassen zwei unterschiedliche Effekte erkennen, die vom Typ des Bisphosphonats abhängig sind, aber beide zu einer Apoptose der Osteoklasten führen. Bei den Aminobisphosphonaten wird der Effekt in der Beeinflußung der Mevalonatmetabolisierung bei der Synthese des Sterangerüstes gesehen (Hemmung der Prenylierung); beim Etidronat und dem Clodronat scheint der apoptotische Effekt auf einer Metabolisierung der Substanzen in das nicht-hydrolysierbare Analogon Adenosin-Triphosphat zu beruhen [18–22]. Ein weiterer Wirkmechanismus der Bisphosphonate wird in der Beeinflussung der Adhäsionseigenschaften von Tumorzellen und Knochenoberfläche gesehen [23, 24].

Pharmakokinetik

Bei oraler Gabe werden Bisphosphonate nur sehr schlecht resorbiert (Tab. 1). Beim Clodronat sind es immerhin noch 4–5%, was für eine effektive Behandlung ausrei-

Tabelle 1. Pharmakokinetik der Bisphosphonate

Schlechte intestinale Absorption (1–5%)
Kurze Halbwertszeit im Blut (30–120 min)
Schnelle Aufnahme in den Knochen
Akkumulierung im Knochen (20–70%)
Sehr lange Speicherung im Knochen (Jahre)
Fast vollständige renale Elimination (50–80%)
Keine Metabolisierung (geringe Toxizität)

chend ist. Bei den neueren Substanzen, deren Resorptionsquoten unter 1% liegen, ist dies nur noch in Dosierungen möglich, die jenseits der toxischen Tolerabilität liegen. Außerdem wird die Aufnahme durch die Anwesenheit von Calcium behindert. Daher sollten Bisphosphonattabletten oder -kapseln nicht während der Mahlzeiten eingenommen werden und keinesfalls zusammen mit Milch oder Milchprodukten. Nach der Aufnahme in den Organismus werden Bisphophonate abhängig von der Wirkstärke an den Knochen gebunden. Der im Knochen eingelagerte Teil verbleibt wahrscheinlich über Monate und Jahre im Skelettsystem. Der nicht aufgenommene Anteil wird über die Nieren ausgeschieden. Da Bisphosphonate im Körper nicht metabolisiert werden, entstehen auch keine toxischen Metabolite. Diese Tatsache trägt ebenfalls zur hervorragenden Verträglichkeit der Substanzen bei [25–28].

Nebenwirkungen und Toxizität

Das akute Nierenversagen muß als gravierendste Komplikation angesehen werden (vermutlich verursacht durch Ausfällung unlöslicher Aggregate). In den ersten Jahren der Bisphosphonatanwendung sind mehrere solcher Fälle dokumentiert worden. Alle diese Ereignisse traten im Zusammenhang mit zu schneller oder zu konzentrierter Infusionslösung auf. Bei sachgerechter Anwendung, das heißt, Verdünnung in 500 ml NaCl 0,9% oder Glukose 5% und einer Infusionsdauer von mindestens 30–60 min, ist eine Nierenschädigung mit größter Wahrscheinlichkeit ausgeschlossen. Bei den Bisphosphonaten der sogenannten dritten Generation (Ibandronat, Zoledronat), deren effektive Dosis zwischen 1 und 8 mg liegen wird, ist die Sicherheit für das toxische Zielorgan Niere noch weitaus höher (Tab. 2).

Hypocalcämische Veränderungen können insbesondere bei hohen Dosierungen auftreten. Obwohl tetanische Krampfanfälle beschrieben sind, verlaufen die aller-

Tabelle 2. Nebenwirkungen und Komplikationen der Bisphosphonate

Nierenversagen	(langsam infundieren!)
Hypocalcämie	(klinisch unbedeutend)
Gastrointestinale Störungen	(Übelkeit, Erbrechen, Oberbauchschmerzen, Durchfälle)
Osteomalacie	(Etidronat)
Akute-Phase-Reaktion	(Aminobisphosphonate)
Hautreaktionen	(selten)
Knochenstabilität	(wird nicht beeinflußt)

meisten Hypocalcämien asymptomatisch. Typische Nebenwirkungen bei oraler Bisphosphonatgabe sind Oberbauchschmerzen, Übelkeit und Erbrechen als Ausdruck einer Gastritis oder Oesophagitis, mit und ohne Ulcerationen. Diese Nebenwirkungen treten mit einer Häufigkeit von 5–10% auf.

Mineralisationsstörungen des Knochens im Sinne einer Osteomalacie sind für Etidronat beschrieben, deswegen ist die Substanz zum Einsatz in der Onkologie ungeeignet. Bei den neueren Bisphosphonaten, den Aminobisphosphonaten, ist die sogenannte Akute-Phase-Reaktion (5–20%) die am häufigsten beobachtete Nebenwirkung (bei parenteraler Anwendung). Diese Interleukin-vermittelte Pyrexie geht mit Abgeschlagenheit, Gelenkschmerzen, Fieber etc. einher, dauert in aller Regel 1–2 Tage, ist therapeutisch gut beherrschbar und tritt normalerweise nur bei der ersten Applikation auf [25–28].

Alle weiteren Nebenwirkungen sind selten oder sehr selten. Eine früher befürchtete Instabilität des Knochens konnte bisher nie verifiziert werden. Relative Contraindicationen können Nierenversagen bei parenteraler und entzündliche und ulceröse Magenerkrankungen bei oraler Anwendung sein. Absolut contraindiciert sind Bisphosphonate allerdings in der Schwangerschaft (placentagängig, Skelettstörungen beim Fetus).

Komplikationen des ossär metastasierten Mammacarcinoms

Knochenschmerzen

Knochenmetastasen verweisen nicht nur – wie andere Metastasen auch – auf die Incurabilität der Erkrankung, sie gehen auch mit typischen Komplikationen einher. Beim ossär metastasierten Mammacarcinom stehen die Knochenschmerzen ganz im Vordergrund. Etwa 80% aller Patientinnen erleiden mindestens eine behandlungsbedürftige Schmerzepisode (Tab. 3). Sehr häufig ist der Knochenschmerz das erste Stigma eines metastatischen Prozesses. Zwar ist die mineralisierte Matrix frei von Nervenfasern, dafür sind aber im Endost und im Periost zahlreiche A-δ-Mechanorezeptoren und C-Nozizeptoren vorhanden, die Schmerzreize empfangen und ans zentrale Nervensystem weiterleiten. Die pathogenetischen Abläufe der Schmerzentstehung und -übertragung bei Skelettmetastasen sind bisher kaum erforscht. Man vermutet, daß insbesondere Prostaglandine, Bradykinin und Histamin als Mediatoren involviert sind [29].

Tabelle 3. Skelettale Komplikationen von Knochenmetastasen beim Mammacarcinom

Skelettale Komplikationen	UFK Heidelberg (n = 460)	Literatur
	n (%)	%
Knochenschmerzen	366 (80%)	60–80%
Pathologische Frakturen	113 (25%)	10–30%
Hypercalcämie	42 (9%)	10–30%
Spinale Kompressionssyndrome	35 (8%)	< 10%
Myelopathie	33 (7%)	< 10%

Pathologische Frakturen und spinale Kompressionssyndrome

Die zweithäufigste Komplikation ist die pathologische Fraktur (Tab. 3). Pathologische Frakturen treten gehäuft in belasteten Skelettabschnitten auf, das heißt im Achsenskelett (Wirbelsäule, Becken, proximale Femora). Meistens, aber keineswegs immer, geht der drohenden oder eingetretenen Fraktur eine Phase intensiven Knochenschmerzes voraus. In einer retrospektiven Studie an der Uni-Frauenklinik Heidelberg wurde dieses Ereignis bei 25% aller Frauen mit ossären Absiedlungen diagnostiziert [30]. Diese Häufigkeit entspricht ungefähr den Angaben aus anderen Publikationen [31–35]. Kompressionsfrakturen der Wirbelsäule und tumoröse Infiltrationen des Epiduralraumes sind die Ursachen für die dritte typische Komplikation der Skelettmetastasierung: spinale Nervenkompressionen mit konsekutiven Ausfallserscheinungen, bis hin zum kompletten Querschnittssyndrom. Im eigenen Kollektiv wurden spinale Instabilitätssymptome bei 8% der Patientinnen beobachtet [36, 37].

Hypercalcämie und Knochenmarkcarcinose

Zwei weitere Komplikationen sind Kennzeichen der weit fortgeschrittenen bzw. terminalen Phase der Erkrankung: die Hypercalcämie und die Knochenmarkcarcinose (Tab. 3). Die Hypercalcämie tritt vorwiegend in zwei unterschiedlichen Formen auf. Die humoral-vermittelte Hypercalcämie (humoral hypercalcemia of malignancy, HHM) ist das Ergebnis einer paraneoplastischen Produktion von Mediatoren, die den Knochenstoffwechsel aktivieren [36]. Das beste Beispiel ist die ectope Produktion von PTHrP in primären und sekundären Mammacarcinomen (aber auch Nierenzell- und Plattenepithelcarcinomen), die zu einer exzessiv gesteigerten Aktivierung der Osteoklasten führt. Diese seltenere Form der Hypercalcämie ist natürlich nicht ans Stadium gebunden und wird zunächst durch die Entfernung des Tumors behandelt. Zusätzlich ist eine antiresorptive Bisphosphonattherapie notwendig.

Weitaus häufiger sind Hypercalcämiesyndrome bei fortgeschrittener Skelettmetastasierung. Auch hierbei spielen Mechanismen eine Rolle, die von der HHM bekannt sind: parakrine Abgabe osteoklastenaktivierender Substanzen, die, von den Tumorzellen synthetisiert, die Zerstörung des Knochens durch Osteoklasten vorantreiben [36]. Bei diesem Typ der Hypercalcämie ist die antiosteolytische Bisphosphonattherapie die Behandlungsform der ersten Wahl (neben den klassischen Methoden: tumortoxische Therapie, Rehydrierung, etc.). Die Prävalenz der Hypercalcämie betrug in unserem Kollektiv 9%, wird aber in der Literatur mit 10–20% angegeben. Die Diskrepanzen der unterschiedlichen Studienergebnisse ergeben sich aus der jeweiligen Definition der Hypercalcämie. In einigen Untersuchungen wurden nur die Patientinnen bewertet, die klinisch faßbare Symptome hatten, in andere wurden auch hypercalcämische Frauen eingeschlossen, die asymptomatisch waren [36].

Das klinische Bild der Hypercalcämie ist vielfältig in seiner Symptomatik. Leitsymptome sind Polyurie und Polydipse, Dehydratation, gastrointestinale, cardiale und zentralnervöse Störungen. Unbehandelt können Hypercalcämiesyndrome zur hypercalcämischen Krise, zu Coma und Tod führen.

Die am seltensten auftretende Komplikation ist die Verdrängungsmyelopathie als Folge einer Knochenmarkcarcinose: Der Pathomechanismus ist die Durchsetzung der Markräume mit metastatischen Zellen, mit nachfolgender kompletter oder partieller Suppression der blutbildenden Zellreihen. Die Häufigkeit dieser Komplikation wird mit 8–10% angegeben (eigene Untersuchung 7%). Die Symptome der Knochenmarkcarcinose ergeben sich aus der Einschränkung der einzelnen Zellreihen (Blutungsneigung, Infektion und Anämie). Die Behandlung der terminalen Myelosuppression ist rein palliativer Natur. Eine Bisphosphonattherapie sollte eher der Verhinderung, als der Behandlung eines solchen Ereignisses vorbehalten sein.

Therapieinduzierte Osteoporosen

Viele onkologische Systemtherapien begünstigen das Auftreten einer Osteoporose. Häufigste Ursache ist ein therapiebedingter Hypogonadismus. Cortisonpräparate, Ifosfamid, Methotrexat und vermutlich noch andere Chemotherapeutika haben sogar einen direkten, negativen Einfluß auf den Knochenstoffwechsel. Bei weit über der Hälfte der prämenopausalen Patientinnen mit Mammacarcinom, die eine adjuvante Chemotherapie erhalten haben, kommt es innerhalb eines Jahres zu einer Ovarialinsuffizienz [37, 38]. Insbesondere gilt dies für Frauen über 40, bei denen dieser Effekt häufig irreversibel ist. Darüber hinaus sind viele Therapiestrategien auf das Ziel der Ovarialsuppression angelegt (GnRH-Analoga, Ovarectomie). Eingeschränkt gilt das Langzeitrisiko der Entwicklung einer Osteoporose sogar für Tamoxifen [39].

Bis heute sind die Zusammenhänge zwischen Osteoporose und Entwicklung einer Knochenmetastasierung völlig unklar. Es gibt aber Hinweise, daß ein aktivierter Knochenstoffwechsel das Wachstum und die Häufigkeit von Knochenmetastasen beeinflussen kann (Chemotaxis, Freisetzung von Wachstumsfaktoren). Es ist völlig unbegreifbar, warum nicht längst die Vermeidung einer Osteoporose und eine Herabregulierung des Knochenmetabolismus bei Patientinnen mit Mammacarcinom in großen Studien erforscht wurden. Möglicherweise werden nicht nur die Komplikationen einer Osteoporose, sondern auch die Entwicklung metastatischer Läsionen im Knochen verringert. Da eine Hormonersatztherapie beim Mammacarcinom in vielen Fällen als contraindiciert gilt, bietet sich die antiresorptive Behandlung mit Bisphosphonaten an.

Systemische Behandlung von Knochenmetastasen

Hormon- und Chemotherapie

Hauptziel jeglicher Behandlung von Knochenmetastasen ist eine Verlangsamung des Tumorwachstums mit konsekutiver Verlängerung des rezidivfreien Überlebens und der Reduktion tumorspezifischer Komplikationen, bei möglichst wenig Nebenwirkungen. Patientinnen, deren erste Metastasenlokalisation im Skelett liegt, haben häufig lange Überlebenzeiten, verglichen mit Frauen, deren erste Metastase in der Leber oder im ZNS nachgewiesen wurde [31–34]. Das heißt, daß Frauen mit Skelettmetastasen über lange Zeiträume immer wieder wegen typischer ossärer Komplikationen behandelt werden müssen. Neben der Möglichkeit der lokalen, operativen und Strahlentherapie, existieren Optionen der systemischen Behandlung, deren wichtigste beim metastasierten Mammacarcinom die endokrine Therapie ist. Typischerweise werden hormonelle Behandlungen sequentiell durchgeführt. Das heißt, nach Versagen einer endokrinen Therapie, also bei Progression, wird auf eine neue endokrine Behandlung ausgewichen (z. B. Aromatasehemmer nach Tamoxifen). Zytotoxische Chemotherapien werden bei schneller Progression und bestimmten ungünstigen Konstellationen (multiple Metastasierung o. ä.) eingesetzt.

Antiosteolytische Therapie

Im Gegensatz zu diesen tumorspezifischen Behandlungen zielt die Bisphosphonattherapie zunächst auf die Behandlung des metastatischen Zielorgans. Bisphosphonate greifen die Tumorzellen im fortgeschrittenen Stadium vermutlich nicht selbst an, das heißt, sie sind in therapeutischer Dosierung kaum zytotoxisch wirksam. Aber sie haben einen enormen Einfluß auf das Mikromilieu der Tumorzellen.

Der Haupteffekt der Bisphosphonate liegt in deren osteoprotektiven Eigenschaften. Bisphosphonate, die in der Knochenoberfläche eingelagert sind, vermindern die Zahl und die Aktivität der Osteoklasten auf unterschiedlichste Art und Weise und tragen damit zu einer Verlangsamung der Tumorosteolyse und deren Folgen bei. Der osteoreparative Effekt (Recalcifizierung) scheint nach radiologischen Untersuchungen eher gering zu sein.

Keinesfalls ersetzen Bisphosphonate eine zytotoxische Radio- oder Systemtherapie beim ossär metastasierten Mammacarcinom, sondern ergänzen diese sinnvoll.

Therapie mit Bisphosphonaten beim Mammacarcinom

Obwohl die antiosteolytische Therapie mit Bisphosphonaten beim ossär metastasierten Mammacarcinom inzwischen eine breite Anwendung gefunden hat, sind es nur wenige Publikationen, die ein solches Vorgehen begründen, und die Patientenzahlen in diesen Studien sind eher moderat [40]. Der Grund hierfür mag in der Schwierigkeit der Auswertung skelettaler Komplikationen gesehen werden. Der Knochenschmerz ist ein Parameter, der kaum eine objektive Bewertung zuläßt. So ist bei vielen Studien der Knochenschmerz überhaupt nicht berücksichtigt worden, und wenn, wurde er nicht zu den skelettalen Ereignissen gezählt. Die Recalcifizierung von Osteolysen wird durch die Bisphosphonate kaum beeinflußt und kann, wenn überhaupt, nur an unbestrahlten Knochen bewertet werden. Was an objektiven Parametern bleibt, sind pathologische Frakturen vertebral und extravertebral, weiterhin die Einsparung von Strahlentherapien und stabilisierenden Operationen und – mit Einschränkungen – die Hypercalcämie.

Antiresorptive Therapie der Hypercalcämie

Die Therapie der Tumorhypercalcämie hat zwei Ansätze, die möglichst gleichzeitig verfolgt werden sollten. Erstens muß das zugrundeliegende Tumorleiden behandelt werden. Meist ist die Erkrankung allerdings in einem fortgeschrittenen Stadium und eine weitere tumorizide Behandlung vergeblich. Zweitens sollte eine spezifische Therapie zur Beseitigung der hypercalcämischen Störung eingeleitet werden. Vier Maßnahmen müssen erfolgen: Rehydrierung, Erhöhung der renalen Calciumausscheidung, Verhinderung der Calciumaufnahme aus dem Darm und die Bekämpfung der Osteolyse [36, 41–47].

Zur antiresorptiven Therapie stehen mehrere Medikamente zur Verfügung: Kalzitonin, Mithramycin, Galliumnitrat und die Bisphosphonate. Wegen der prompten, langanhaltenden und zuverlässigen Wirkung der Bisphosphonate ist diese Substanzklasse inzwischen das „Medikament der ersten Wahl". Da ein ausreichend schneller Wirkungseintritt gewährleistet werden muß, sollte auf den Einsatz oraler Bisphosphonate verzichtet werden. Zur Verhinderung weiterer hypercalcämischer Episoden ist die orale Dauertherapie aber geeignet.

Im Gegensatz zur Bekämpfung der Osteolyse gibt es zur Therapie der Hypercalcämie zahlreiche klinische Studien, die die Wirksamkeit der Bisphosphonate sehr gut belegen. Bei entsprechend hoher Dosierung liegt die Ansprechrate bei 80–90%, unabhängig vom eingesetzten Präparat. Auch der Wirkungseintritt erfolgt für alle Bisphosphonate nach dem gleichen zeitlichen Muster. Nach 3–4 Tagen ist in aller Regel eine Normocalcämie erreicht. Unterschiedlich ist nur die Wirkdauer. Je höher die Affinität des Bisphosphonats zur Knochenmatrix, um so länger die Normalisierung des Serumcalciums (2–4 Wochen). Nach Wiederauftreten der Hypercalcämie kann die Therapie problemlos wiederholt werden. Drei Präparate sind derzeit zur Therapie der Hypercalcämie zugelassen: Clodronat, Pamidronat und Ibandronat. Für Clodronat wird derzeit eine Dosierung von 1500 mg, intravenös appliziert über 2 Stunden, empfohlen; für Pamidronat 90 mg ebenfalls über 2 Stunden. Die empfohlene Dosierung für Ibandronat liegt zwischen 2–6 mg, infundiert über 30–60 Minuten [41–47] (Tab. 4).

Interessanterweise ist das Auftreten der Hypercalcämie beim metastasierten Mammacarcinom seltener geworden. So haben alle Arbeitsgruppen große Schwierigkeiten bei der Rekrutierung von Patientinnen zur Erprobung der Effektivität neuer Bisphosphonate. Ein wichtiger Grund dafür ist die breite Akzeptanz, die die

Tabelle 4. Dosierungsempfehlungen für Bisphosphonate beim Mammacarcinom

Erkrankung	Bisphosphonat	Dosierung	Verabreichung	Dauer
Hypercalcämie	Clodronat	1500 mg	i. v.	Wd. bei Ca^{++} ↑
(> 3,0 mmol/l)	Pamidronat	90 mg	i. v.	Wd. bei Ca^{++} ↑
	Ibandronat	2–6 mg	i. v.	Wd. bei Ca^{++} ↑
Knochen-	Clodronat	1600 mg	oral	mind. 2 Jahre
metastasen	Pamidronat	90 mg	i. v./4 Wochen	mind. 1 Jahr
Prophylaxe von	Clodronat	1600 mg	oral	mind. 2 Jahre
Metastasen				

Bisphosphonate bei onkologisch tätigen Ärzten inzwischen gefunden haben, und der frühe Einsatz der Substanzklasse auch bei Patientinnen mit asymptomatischen Skelettmetastasen.

Behandlung von Tumorosteolysen mit Clodronat

Clodronat ist ein Bisphosphonat, das in der Wirkstärke eine intermediäre Stellung zwischen Etidronat und den Aminobisphosphonaten einnimmt. Der große Vorteil von Clodronat liegt in der Möglichkeit der oralen Anwendung (Resorptionsquote ca. 4–5%), bei einer Nebenwirkungshäufigkeit von etwa 5–10% (gastrointestinale Beschwerden). Im Gegensatz zum Etidronat führt Clodronat in therapeutischer Dosierung nicht zu Mineralisationsstörungen. Möglicherweise ist der Wirkmechanismus nicht identisch mit dem der Aminobisphosphonate (s. o.).

Während es mehrere Publikationen zur parenteralen Applikation von Clodronat bei der Hypercalcämie gibt, wurde die Infusionstherapie im Intervall zur Behandlung der Folgen der Tumorosteolyse kaum untersucht.

Die ersten Studien zur Wirksamkeit von Clodronat stammen aus dem Jahr 1983. Siris et al. [48] konnten mit einer Dosierung von 3200 mg/d/oral, allerdings bei nur 10 Patientinnen, und Elomaa et al. [49] mit einer Dosierung von 1600 mg/d/oral bei 34 Patientinnen eine Reduktion der Knochenschmerzen und hypercalcämischer Ereignisse nachweisen. In der Arbeit von Elomaa wird außerdem über eine Verringerung der Häufigkeit von Frakturraten und Strahlenbehandlungen berichtet.

Die Referenzarbeit zur Effektivität von 1600 mg Clodronat oral/d versus Placebo bei Patientinnen mit ossär metastasiertem Mammacarcinom wurde 1993 von Paterson et al. publiziert [50]. In dieser doppelblinden, placebokontrollierten Studie wurden 173 Frauen 2 Jahre behandelt und anschließend nachuntersucht (Tab. 4, 5; Abb. 4). Durch den Einsatz von Clodronat wurde die Häufigkeit hypercalcämischer Episoden, vertebraler Frakturen und aller Skelettkomplikationen signifikant gesenkt.

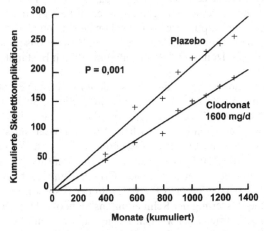

Abb. 4. Reduktion skelettaler Komplikationen durch 1600 mg Clodronat oral (kontinuierlich über 24 Monate) beim ossär metastasierten Mammacarcinom. Reduktion skelettaler Komplikationen um etwa 30% (Referenzstudie von Paterson et al. [50])

Tabelle 5. Clodronat bei Tumorosteolysen (1600 mg/d oral 2 Jahre; n = 173). Reduktion der Skelettkomplikationen [50]

Komplikationen	Placebo	Clodronat	P-Wert
Hypercalcämie	52	28	0,050
Terminale Hypercalcämie	17	7	0,050
Wirbelfrakturen	124	84	0,025
Bestrahlungsreduktion	24	34	0,050
Skelettkomplikationen (kumuliert)	304	218	0,001

Behandlung von Tumorosteolysen mit Pamidronat

Pamidronat ist das erste für die Behandlung von Tumorosteolysen zugelassene Aminobisphosphonat. Die Wirkstärke von Pamidronat liegt über der von Clodronat, was auf die stärkere Affinität der Substanz zum Hydroxylapatit der Knochenoberfläche zurückzuführen ist. Pamidronat ist in oraler Formulierung getestet, aber nicht zur Zulassung weiterentwickelt worden. Ein Grund dafür waren häufige und teilweise schwerwiegende Nebenwirkungen im oberen Gastrointestinaltrakt. Außerdem liegt die Resorptionsquote noch weit unter der von Clodronat.

Einige wenige Untersuchungen zum Pamidronat oral wurden in den Niederlanden durchgeführt [51, 52]. Die effektive Dosis wird in diesen Arbeiten mit 600 mg angegeben, die aber zu massiven gastrointestinalen Komplikationen führte (300 mg wurden als besser verträglich, aber kaum effektiv bewertet). Unter oraler Dauertherapie wurden fast alle skelettalen Komplikationen signifikant gesenkt, insbesondere Hypercalcämien, Knochenschmerzen und Radiotherapien. Insgesamt konnte eine Reduktion der Komplikationen – ganz ähnlich wie mit Clodronat/oral – in einer Größenordnung von ca. 30% erreicht werden.

Die derzeit umfassendsten Daten zur Therapie der Tumorosteolyse des ossär metastasierten Mammacarcinoms liegen zur Intervalltherapie mit Pamidronat (parenteral) vor. Intravenös applizierte Bisphosphonate sind hundertprozentig bioverfügbar und nicht von der individuellen intestinalen Resorptionsquote abhängig, die wiederum von den Mahlzeiten und deren calciumhaltigen Bestandteilen beeinflußt werden kann.

Auch beim Pamidronat wurde die Wirksamkeit zunächst in Studien mit kleinen Patientenzahlen (n < 50) erprobt. Eine erste multizentrische Studie mit 295 Patientinnen mit osteolytischen Knochenmetastasen, die entweder eine Chemotherapie mit Pamidronat 45 mg/i.v./alle 3 Wochen erhielten oder ausschließlich eine Chemotherapie, wurde von Conte et al. 1994 publiziert [53]. In dieser Studie konnte gezeigt werden, daß die Zeit bis zur ossären Progression (und nur so lange wurde die Substanz verabreicht) in der Pamidronat-Gruppe signifikant verlängert werden konnte (249 Tage versus 168 Tage / P = 0,02). In der Bisphosphonatgruppe wurde auch eine deutliche Besserung der Schmerzintensität beobachtet. Der Nachteil dieser Studie liegt in der relativ schwachen Dosierung des Pamidronats von 45 mg, statt der empfohlenen Menge von 60 mg im dreiwöchentlichen Intervall; weiterhin ließ der Abbruch der Behandlung nach Progression keine Auswertung der typischen Skelettkomplikationen zu.

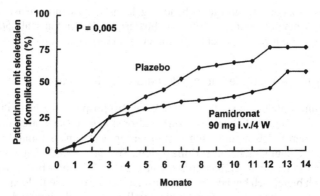

Abb. 5. Reduktion skelettaler Komplikationen durch 90 mg Pamidronat i. v. (im 4 wöchentl. Intervall über 12 Monate) beim ossär metastasierten Mammacarcinom. Reduktion der skelettalen Komplikationen um etwa 30% (Referenzstudie von Hortobagyi et al. [54])

Tabelle 6. Pamidronat bei Tumorosteolysen (12 × 90 mg i. v./4 Wochen). Skelettkomplikationen nach 12 bzw. nach 24 Monaten

Komplikationen	P-Wert nach 12 Monaten [54]	P-Wert nach 24 Monaten [55]
Pathologische Frakturen (nonvertebral)	p = 0,010	p < 0,001
Pathologische Frakturen (vertebral)	p = 0,490	p = 0,556
Einsparung von Bestrahlungen	p = 0,001	p = 0,001
Einsparung von Operationen	p = 0,010	p = 0,003
Hypercalcämie	p = 0,020	p = 0,005
Skelettale Komplikationen (kumuliert)	p = 0,005	p < 0,001

Die Referenzstudie zur Anwendung von Pamidronat/i.v. wurde im Dezember 1996 von Hortabagyi publiziert [54]. In dieser multizentrischen, doppelblinden und placebo-kontrollierten Studie wurde bei Patientinnen mit osteolytischen Destruktionen (n = 382) Pamidronat in einer Dosierung von 90 mg/i.v. alle 4 Wochen oder Placebo zusätzlich zu einer Chemotherapie verabreicht (für 1 Jahr = 12 Cyclen). In der Pamidronat-Gruppe wurde das Auftreten extravertebraler Frakturen signifikant reduziert, ebenso der Knochenschmerz und die Notwendigkeit zu einer Strahlentherapie (Tab. 4, 6; Abb. 5). Allerdings konnte keine Reduktion der vertebralen Frakturen nachgewiesen werden. Auch in einer zeitlich erweiterten Nachuntersuchung (+12 Monate) wurde die Zahl der vertebralen Frakturen nicht signifikant gesenkt errechnet (Tab. 6). Die Daten der erweiterten Nachbeobachtung (Lit. [55], Tab. 6) zeigen aber, daß die Auswirkung einer Bisphosphonattherapie auch dann noch nachweisbar ist, wenn die Behandlung längst abgeschlossen ist. Ähnliche Ergebnisse, bisher nur in einem Abstract publiziert, fanden Lipton et al. [56] in einer Studie mit gleichem Konzept bei Patientinnen mit Hormontherapie.

Antiosteolytische Therapie mit Ibandronat und Zoledronat

Ibandronat und Zoledronat sind neuentwickelte Bisphosphonate, die in ihrer Wirkstärke weit über der von Clodronat und Pamidronat liegen. Der Vorteil dieser Substanzen liegt darin, daß sie in geringster Dosierung wirksam sind und die Nephrotoxizität damit kaum mehr eine Rolle spielt. So kann Ibandronat ohne Dosisreduktion bei einer eingeschränkten Nierenfunktion (Kreatinin bis 5) verabreicht werden. Auch bietet sich bei beiden Substanzen eine intravenöse Bolusinjektion an, obwohl die Toxizitätsdaten dafür noch nicht vollständig analysiert sind.

Ibandronat ist bereits zur Behandlung der Hypercalcämie zugelassen und wird in der Behandlung der Tumorosteolyse getestet. Die placebo-kontrollierten Studien zur Therapie von Knochenmetastasen beim Mammacarcinom sind mit Ibandronat in einer Dosierung von 2 mg und 6 mg/i.v. alle 4 Wochen über 2 Jahre und in oraler Form in einer Dosis von 20 mg und 50 mg täglich (2 Jahre) durchgeführt worden. Die intravenöse Studie ist abgeschlossen und ausgewertet, aber noch nicht publiziert. Die orale Studie ist abgeschlossen, die Wirksamkeit aber noch nicht ausgewertet.

Die Untersuchungen mit Zoledronat zur Behandlung der Hypercalcämie sind angelaufen. Eine Studie zur Überprüfung der Effektivität von 4 und 8 mg intravenös alle 4 Wochen über 2 Jahre beim Mammacarcinom und beim multiplen Myelom ist derzeit angelaufen. Der große Vorteil dieser Studie wird sein, daß Zoledronat nicht gegen ein Placebo getestet wird, sondern gegen Pamidronat 90 mg. Das wird erheblich zur Senkung der Drop-out-Raten führen, die die Placebo-kontrollierten Studien früher belastet haben.

Behandlung und Prophylaxe sekundärer Osteoporosen mit Bisphosphonaten

Derzeit gibt es nur wenige Studien, die sich mit der Therapie und Vermeidung einer Osteoporose bei Mammacarcinompatientinnen befaßt haben. Daß dies bei postmenopausalen Patientinnen, die zusätzlich zu Tamoxifen/Toremifen 1600 mg Clodronat oral erhielten, hervorragend funktioniert, zeigt eine placebo-kontrollierte Studie von Saarto [57]. Bei den antiresorptiv behandelten Frauen kam es zu einer deutlichen Knochenmassesteigerung in der Lendenwirbelsäule und dem Schenkelhals. Nicht ganz so gut waren die Resultate bei prämenopausalen Patientinnen mit Chemotherapie-induziertem Knochenmasseverlust (CMF). In dieser Studie, ebenfalls von Saarto et al. [58] nach dem gleichen Konzept (Clodronat 1600 mg oral) durchgeführt, konnte der Verlust an mineralisiertem Knochen zwar im Trochanter, nicht aber in der Lendenwirbelsäule ausgeglichen werden. In einer dritten Studie von Delmas et al. [59], die mit Risedronat (30 mg oral, cyclisch) durchgeführt wurde, konnte bei prämenopausalen Patientinnen nach Chemotherapie ein ganz ähnlicher Effekt auf die Knochendichte gesehen werden.

Im Gegensatz zur Therapie sekundärer Osteoporosen durch Bisphosphonate im onkologischen Bereich ist die Zahl der Studien bei primären Osteoporosen bedeutend größer. Die meisten Untersuchungen wurden mit oralen Bisphosphonaten durchgeführt. Es spricht aber vieles dafür, die Osteoporose mit hochpotenten intravenösen Bisphosphonaten zu behandeln. Möglicherweise sind 4 Injektionen mit beispielsweise 1–2 mg Ibandronat oder Zoledronat völlig ausreichend zur Prophylaxe. Sollte dies der Fall sein, wäre eine Vermeidung sekundärer Osteoporosen ein sinnvolles und praktikables Vorgehen bei allen Mammacarcinompatientinnen, direkt im Anschluß an die Operation. Ob eine routinemäßige Prävention der Osteoporose mit Bisphosphonaten bei Mammacarcinompatientinnen auch zu einer Reduktion skelettaler Metastasen führt, bleibt eine der aufregendsten Fragen derzeit.

Prophylaxe von Knochenmetastasen durch Bisphosphonate

Die Therapie der Tumorosteopathie und der damit vergesellschafteten Komplikationen ist derzeit noch völlig unbefriedigend und rein palliativer Natur. Insofern könnte es außerordentlich sinnvoll sein, zumindest bei Patienten mit hohem Risiko einer subsequenten Knochenmetastasierung eine frühzeitige Osteoprotektion durchzuführen. Ältere klinische Studien zeigten erste Hinweise, daß Patienten, die mit Bisphosphonaten behandelt wurden, eine geringere Zahl neuer Metastasen aufwiesen. Insbesondere Elomaa konnte die bei einem – allerdings sehr kleinen – Kollektiv von ossär metastasierten Patientinnen mit Brustkrebs nach Clodronatgabe beobachten [60, 61]. Wurde das Bisphosphonat abgesetzt, dann glich sich die Zahl neuer Metastasen in beiden Gruppen wieder an.

Sekundäre Prävention von Metastasen

In einer ersten doppelblinden, randomisierten und placebokontrollierten Studie konnten Kanis et al. die osteoprotektive Wirkung von Clodronat untersuchen [62]. In die Studie wurden Patientinnen mit lokal oder distant fortgeschrittenem Mammacarcinom, aber ohne Knochenmetastasen, eingeschlossen. 66 Frauen erhielten 1600 mg Clodronat oral/täglich über drei Jahre, 67 Frauen erhielten über den gleichen Zeitraum ein Placebo. Nach Abschluß der Therapie wurde festgestellt, daß in der Clodronatgruppe im Vergleich zum Kontrollkollektiv die Zahl der Patientinnen mit Knochenmetastasen [15 vs. 19] und die Zahl der Metastasen insgesamt [32 vs. 63; $P < 0,005$] niedriger lagen. Erwartungsgemäß war in der Behandlungsgruppe auch die Zahl der skelettalen Komplikationen geringer.

In einer Studie mit Pamidronat, von van Holten-Verzantvoort 1996 publiziert, konnte keine Metastasenreduktion nachgewiesen werden [63]. In dieser Untersuchung wurden 124 Patientinnen mit Mammacarcinom mit lokal oder distant fortgeschrittener Erkrankung, aber ohne Knochenmetastasen, eingeschlossen und entweder mit 300 mg Pamidronat/oral/kontinuierlich behandelt oder nur nachbeobachtet. Nach Abschluß der Untersuchung konnte keine Reduktion der Metastasenhäufigkeit errechnet werden. Zu identischen Resultaten führten 2 Studien mit 304

Myelompatienten und 610 Frauen mit Mammacarcinom mit fortgeschrittener Erkrankung ohne ossäre Metastasierung [64]. Nach Randomisierung erhielten die Myelompatienten 300 mg Pamidronat, die Mammacarcinompatientinnen 150 mg Pamidronat oral oder ein Placebo (ohne zeitliche Begrenzung). Beide Untersuchungen verliefen negativ und konnten keine Verringerung der Prävalenz von Knochenmetastasen zeigen. Es wäre falsch, Pamidronat als uneffektiv bei der Prophylaxe zu betrachten. Das Problem von Pamidronat oral ist die extrem schlechte Absorption aus dem Dünndarm (< 1%). Werden 600 mg verabreicht, ist auch orales Pamidronat, z. B. bei der Behandlung der Tumorosteolyse, hochwirksam, aber die Komplikationen (Oesophagitis und Gastritis mit Ulcerationen) sind inakzeptabel. Es ist zu erwarten, daß Prophylaxestudien mit intravenösem Pamidronat zu anderen, besseren Resultaten führen werden.

Primäre Prävention von Metastasen

Die erste Studie zum adjuvanten Einsatz von Bisphosphonaten wurde von unserer Arbeitsgruppe auf dem ASCO-Meeting 1997 in Denver vorgestellt und ist in der Zwischenzeit publiziert [65]. In dieser randomisierten, aber nicht Placebo-kontrollierten Studie wurden 157 Patientinnen mit 1600 mg Clodronat oral/tgl. über 2 Jahre therapiert, weitere 145 Patientinnen dienten als Kontrolle. Alle Patientinnen hatten zum Zeitpunkt der Primäroperation immunzytologisch nachweisbare Tumorzellen im Knochenmark (minimal residual disease) und gehörten damit einem Hochrisikokollektiv für eine spätere Metastasierung an. Die Studie wurde nach einer medianen Nachbeobachtungszeit von 36 Monaten ausgewertet. In der Bisphosphonatgruppe war die Zahl von Knochenmetastasen, aber erstaunlicherweise auch die der nicht-ossären Metastasen, signifikant erniedrigt. Außerdem war die Zahl der Knochenmetastasen pro Patientin im Bisphosphonat-behandelten Kollektiv nur halb so groß, verglichen mit der Kontrollgruppe (Tab. 7).

Tabelle 7. Metastasierung und Todesfälle in der Gruppe der Clodronat-behandelten Patientinnen mit Mammacarcinom und im Kontrollkollektiv nach einer medianen Nachbeobachtungszeit von 36 Monaten [65]

	n	Clodronat	Kontroll-gruppe	p-Wert
Fernmetastasen	63	21 (13%)	42 (29%)	< 0,001
Knochenmetastasen	37	12 (8%)	25 (17%)	0,003
Viszerale Metastasen	40	13 (8%)	27 (19%)	0,003
Tod	28	6 (4%)	22 (15%)	0,001
Zahl der ossären Metastasen pro Patient (Mittelwert)		3,1	6,3	0,004

Eine erste Bestätigung der Ergebnisse der Heidelberger Studie erfolgte auf dem ASCO-Meeting 1998. In einer kontrollierten, doppelblinden Studie bei 1079 Frauen mit primärem Mammacarcinom wurden entweder 1600 mg Clodronat eingesetzt, zusätzlich zu den gängigen Systemtherapien, oder ein Placebo. In einer ersten Analyse dieser kanadisch-britisch-skandinavischen Studie [66] wurde ebenfalls über eine signifikante Senkung der Inzidenz von Knochenmetastasen berichtet. Dieser Effekt war in der Gruppe der postmenopausalen Frauen geringgradig besser. Eine Reduktion nicht-skelettaler Metastasen und eine Verbesserung der Überlebenszeiten konnten in dieser sehr frühen Auswertung noch nicht gezeigt werden.

Argumente für eine adjuvante Therapie mit Bisphosphonaten

Die meisten Medikamente, die heute in der systemisch-adjuvanten Therapie primärer Malignome eingesetzt werden, wurden zuvor auf ihre Effektivität und Verträglichkeit bei Patienten im palliativen Stadium getestet. Nicht anders sollte es bei den Bisphosphonaten sein. Inzwischen liegen zahlreiche Untersuchungen vor, die die Effektivität der einzelnen Substanzen bei der Vermeidung skelettaler Komplikationen zeigen. Die Reduktion der Symptome um etwa 30–40% verweist auf die Wirksamkeit der Bisphosphonate. Weiterhin wurde, zumindest beim multiplen Myelom, eine Verlängerung der Gesamtüberlebenszeit konstatiert. Im Vergleich zu zytotoxischen Substanzen ist die Zahl und die Rate an Komplikationen und Nebenwirkungen durch Bisphosphonate außerordentlich gering. Sie liegen in einem Bereich, wie er auch für das Tamoxifen bekannt ist. Keine einzige Studie hat bis heute eine früher vermutete Langzeittoxizität am Knochen nachweisen können. Abgesehen davon werden Bisphosphonate auch bei nicht onkologischen Erkrankungen eingesetzt (M. Paget, Osteoporose).

Tierversuche und erste klinische Erfahrungen lassen die weitere Prüfung von Bisphosphonaten in der adjuvanten Situation als sehr aussichtsreich erscheinen [67–74]. Ob die Wirkung auf direktem zytotoxischem Weg zustande kommt, oder mikrometastatischen Zellen durch Veränderung des Mikromilieus die Wachstumsgrundlage entzogen wird, ist unklar. Alle bisherigen Untersuchungen legen aber den Schluß nahe, daß es nicht nur sinnvoll ist, den Primärtumor zu therapieren, sondern auch die metastatischen Zielorgane. Das Skelett mit seiner ausgeprägten Wechselwirkung zwischen Knochenzellen und metastatischen Tumorzellen bietet ein hervorragendes Modell dafür.

Derzeit ist es dringend notwendig, die vorläufigen, aber ermutigenden Ergebnisse adjuvanter Bisphosphonattherapien zu überprüfen. Kandidaten für solche Therapiestudien sind Patienten mit osteotrop metastasierenden Tumoren, insb. Patienten mit Mamma-, Bronchial- und Prostatacarcinomen und solche mit multiplem Myelom. Um zu schnellen Resultaten zu gelangen, wäre es sinnvoll, zunächst nur Patienten mit einem hohen Risiko für eine frühzeitige Metastasierung einzuschließen, also Patienten mit befallenen regionären Lymphknoten, lokaler Progression oder Tumorzellen im Knochenmark; oder aber Patientinnen mit erhöhten spezifischen Prognosefaktoren für Knochenmetastasen. Ein vielversprechender Prognosefaktor könnte der Nachweis von Bone Sialoprotein im Serum von Patientinnen mit primärem Mammacarcinom sein. Bone Sialoprotein (BSP) ist ein nichtkollagenes Matrixprotein, das auch von Mammacarcinomen selbst gebildet werden kann. In einer umfassenden Studie konnten wir zeigen, daß Patientinnen, die später Skelettmetastasen entwickelten, alle (bis auf sehr wenige Ausnahmen) präoperativ exzessiv erhöhte BSP-Werte im Serum aufwiesen [75]. Auch in diesem Falle scheint sich ein neuer Mosaikstein zur Pathogenese der Knochenmetastasierung einzufügen. Denn Bone Sialoprotein wirkt wie ein Adhäsionsmolekül, mit dem die Tumorzelle noch vom Primärtumor ausgerüstet wird und das sie braucht, um mit der Knochenmatrix Kontakt aufzunehmen.

Es ist derzeit noch völlig unklar, ob eine adjuvante Bisphosphonattherapie kontinuierlich oral angebracht ist, oder ob eine intravenöse Intervalltherapie zu den gleichen Resultaten führt. Auch kann nur darüber spekuliert werden, ob die Dosierung, die in der palliativen Situation genutzt wird, ausreichend ist, oder ob man mit weniger auskommt. Letztendlich weiß niemand, wie lange eine adjuvante Behandlung durchgeführt werden sollte. Nur eines ist klar, daß eine weitere Bestätigung der ersten klinischen Ergebnisse ein neues Kapitel in der Behandlung maligner Tumoren öffnen wird.

Literatur

[1] Galasko CSB (1986) Skeletal Metastases. Butterworth, London.
[2] Parker SL, Tong T, Bolden S, Wingo PW (1997) Cancer statistics, 1997. CA-A Cancer Journal for Clinicians 47: 5–27.
[3] Statistisches Bundesamt (Hrsg.) (1995) Statistisches Jahrbuch der Bundesrepublik Deutschland 1995 (Gesundheitswesen). Metzler und Poeschel, Stuttgart.
[4] Weiss L, Gilbert AH (1981) Bone Metastasis. Hall, Boston.
[5] Batson OV (1940) The function of the vertebral veins and their role in the spread of metastases. Ann Surg 112: 138–149.
[6] Batson OV (1981) The vertebral vein system (Caldwell Lecture, 1956). In: Weiss L, Gilbert HA (eds.) Bone Metastasis. Hall, Boston.
[7] Coman DR, de Long RP (1951) The role of the vertebral venous system in the metastasis of cancer to the spinal column: Experiments with tumor cell suspensions in rats and rabbits. Cancer 4: 610–618.
[8] Orr FW, Varani J, Gondek MD, Ward PA, Mundy GR (1979) Chemotactic response of tumor cells to products of resorbing bone. Science 203: 176–179.
[9] Mundy GR, Varani J, Orr W, Gondek MD, Ward PA (1978) Resorbing bone is chemotactic for monocytes. Nature 275: 132–136.
[10] Diel IJ, Kaufmann M, Costa SD, Holle R, von Minckwitz G, Solomayer EF, Kaul S, Bastert G (1996) Micrometastatic breast cancer cells in bone marrow at primary surgery: Prognostic value in comparison to nodal status. J Natl Cancer Inst 88: 1652–1664.
[11] Mundy GR (1991) Mechanism of osteolytic bone destruction. Bone 12: 1–6.
[12] Mundy GR (1995) Bone Remodeling and Its Disorders. Dunitz, London.
[13] Galasko CSB (1976) Mechanism of bone destruction in the development of skeletal metastases. Nature 263: 507–508.
[14] Krempien B, Manegold C (1993) Prophylactic treatment of skeletal metastases, tumor-induced osteolysis, and hypercalcemia in rats with the bisphosphonate CL2MBP. Cancer 72: 91–98.
[15] Krempien B (1994) Morphological findings in bone metastasis, tumorosteopathy and antiosteolytic therapy. In: Diel IJ, Kaufmann M, Bastert G (eds.) Metastatic Bone Disease. Fundamental and Clinical Aspects. Springer, Berlin, Heidelberg, New York.
[16] Fleisch H, Russel RGG, Francis MD (1969) Diphosphonates inhibit hydroxyapatite dissolution in vitro and bone resorption in tissue culture and in vivo. Science 165: 1262–1264.

[17] Fleisch H (1997) Bisphosphonates in Bone Disease. From the Laboratory to the Patient, 3rd Ed. Parthenon, New York, London.

[18] Rodan GA, Fleisch H (1996) Bisphosphonates: Mechanisms of action. J Clin Invest 97: 2692–2696.

[19] Hughes DE, Wright KR, Uy HL, Sasaki A, Yoneda T, Roodman GD, Mundy GR, Boyce BF (1995) Bisphosphonates promote apoptosis in murine osteoclasts in vitro and in vivo. J Bone Miner Res 10: 1478–1487.

[20] Frith JC, Mönkkönen J, Blackburn GM, Russell RG, Rogers MJ (1997) Clodronate and liposome-encapsulated clodronate are metabolized to a toxic ATP analog, adenosine 5´-(beta, gamma-dichlormethylene) triphosphate, by mammalian cells in vitro. J Bone Miner Res 12: 1358-1367.

[21] Luckman SP, Hughes DE, Coxon FP, Russell RGG, Rogers MJ (1998) Nitrogen-containing bisphosphonates inhibit the mevalonat pathway and prevent posttranslational prenylation of GTP-binding proteins. J Bone Miner Res 13: 581–589.

[22] Rogers MJ, Chilton KM, Coxon FP, Lawry J, Smith MO, Suri S, Russell RGG (1996) Bisphosphonates induce apoptosis in mouse macrophage-like cells in vitro by a nitric oxide-independent mechanism. J Bone Miner Res 11: 1482–1491.

[23] Van der Pluijm G, Vloedgraven H, van Beek E, van der Wee-Pals L, Löwik C, Papapoulos S (1996) Bisphosphonates inhibit the adhesion of breast cancer cells to bone matrices in vitro. J Clin Invest 98: 698–705.

[24] Boissier S, Magnetto S, Frappart L, Cuzin B, Ebetino FH, Delmas PD, Clezardin P (1997) Bisphosphonates inhibit prostate and breast carcinoma cell adhesion to unmineralized and mineralized bone extracellular matrix. Cancer Res 57: 3890–3894.

[25] Kanis JA (1995) Bone and cancer: Pathophysiology and treatment of metastases. Bone 17: 101S-105S.

[26] Averbuch SD (1993) New bisphosphonates in the treatment of bone metastases. Cancer 72: 3443–3452.

[27] Body JJ, Coleman RE, Piccart M (1996) Use of bisphosphonates in cancer patients. Cancer Treat Rev 22: 265–287.

[28] Lipton A (1997) Bisphosphonates and breast cancer. Cancer 80 (Suppl. 8): 1668–1673.

[29] Payne R (1997) Mechanisms and management of bone pain. Cancer 80 (Suppl. 8): 1608–1613.

[30] Solomayer E-F, Diel IJ, Gollan Ch, Bastert G (1999) Metastatic breast cancer: Clinical course, prognosis and efficacy of therapy related to the first site of recurrence (submitted).

[31] Coleman RE, Smith P, Rubens RD (1998) Clinical course and prognostic factors following bone recurrence from breast cancer. Br J Cancer 77: 336–340.

[32] Coleman RE, Rubens RD (1985) Bone metastases and breast cancer. Cancer Treat Rev 12: 251–270.

[33] Coleman RE, Rubens RD (1987) The clinical course of bone metastases from breast cancer. Br J Cancer 55: 61–66.

[34] Theriault RL, Hortobagyi GN (1992) Bone metastasis in breast cancer. Anticancer Drugs 3: 455–462.

[35] Rubens RD, Foglman I (eds.) (1992) Bone Metastases. Diagnosis and Treatment. Springer. Berlin, Heidelberg, New York.

[36] Raue F (ed.) (1994) Hypercalcemia of Malignancy. Springer, Berlin, Heidelberg, New York.

[37] Bruning PF, Pit MJ, de Long-Bakker M, van den Ende A, Hart A, van Enk A (1990) Bone mineral density after adjuvant chemotherapy for premenopausal breast cancer. Br J Cancer 61: 308–310.

[38] Koller A, Fill H, Kurz R, Riccabona G, Haas H (1976) Osteopathy due to methotrexate. Österr Zeitschr Onkol 3: 63–69.

[39] Gradishar WJ, Schilsky RL (1988) Effects of cancer treatment on the reproductive system. CRC Crit Rev Oncol/Haematol: 82153–82171.

[40] Bloomfield DJ (1998) Should bisphosphonates be part of the standard therapy of patients with multiple myeloma or bone metastases from other cancers? An evidence-
based review. J Clin Oncol 16: 1218–1225.

[41] Pecherstorfer M, Herrmann Z, Body JJ, et al. (1996) Randomized phase II trial comparing different doses of the bisphosphonate ibandronate in the treatment of hypercalcemia of malignancy. J Clin Oncol 14: 268–276.

[42] Pecherstorfer M, Ludwig H, Schlosser K, et al. (1996) Administration of the bisphosphonate ibandronate (BM 21.0955) by intravenous bolus injection. J Bone Miner Res
11: 587–593.

[43] Purohit OP, Radstone CR, Anthony C, et al. (1995) A randomised double-blind comparison of intravenous pamidronate and clodronate in the hypercalcaemia of malignancy. Br J Cancer 72: 1289–1293.

[44] Ralston SH (1992) Medical management of hypercalcaemia. Br J Clin Pharmacol 34:
11–20.

[45] Ralston SH, Thiébaud D, Herrmann Z, et al. (1997) Dose-response study of ibandronate in treatment of cancer-associated hypercalcaemia. Br J Cancer 75: 295–300.

[46] Body JJ (1992) Bone metastases and tumor-induced hypercalcemia. Current Opin
Oncol 4: 624–631.

[47] Body JJ, Dumon JC (1994) Treatment of tumor-induced hypercalcaemia with the bisphosphonate pamidronate: Dose-response relationship and influence of the tumour
type. Ann Oncol 5: 359–363.

[48] Siris ES, Hyman GA, Canfield RE (1983) Effects of dichloromethylene diphosphonate in women with breast carcinoma metastatic to the skeleton. Am J Med 74:
401–406.

[49] Elomaa I, Blomquist C, Grohn P, Porkka L, Kairento AL, Selander K, Lamberg-
Allardt C, Holmström T (1983) Long-term controlled trial of bisphosphonate in patients with osteolytic bone metastases. Lancet I: 146–149.

[50] Paterson AHG, Powles TJ, Kanis JA, McCloskey E, Hansen J, Ashley S (1993)
Double-blind contolled trial of oral clodronate in patients with bone metastases from
breast cancer. J Clin Oncol 11: 59–65.

[51] Van Holten-Verzantvoort ATM, Kroon HM, Bijvoet OLM, Cleton FJ, Beex LVAM,
Blijham G, Hermans J, Neijt JP, Papapoulos SE, Sleeboom HP, Vermey P, Zwinderman AH (1993) Palliative pamidronat treatment in patients with bone metastases from
breast cancer. J Clin Oncol 11: 491–498.

[52] Van Holten-Verzantvoort ATM, Bijvoet OLM, Cleton FJ, Blijham G, Hermans J, Neijt
JP, Papapoulos SE, Sleeboom HP, Vermey P, Zwinderman AH (1987) Reduced mor-
bidity from skeletal metastases in breast cancer patients during long term bisphosphonate (APD) treatment. Lancet II: 983–985.

[53] Conte PF, Latreille J, Maurik L, Calabresi F, Santos R, Campos D, et al. (1996) Delay
in progression of bone metastases in breast cancer patients treated with intravenous
pamidronate: Results from a multinational randomized controlled trial. J Clin Oncol
14: 2522–2529.

[54] Hortobagyi GN, Theriault RL, Porter L, et al. (1996) Efficacy of pamidronate in re-
ducing skeletal complications in patients with breast cancer and bone metastases. N
Engl J Med 335: 1785–1791.

[55] Hortobagyi GN, Theriault RL, Lipton A, Porter L, Blayney D, Sinoff C, Wheeler H,
Simeone JF, Seaman JJ, Knight R, Heffernan M, Mellars K, Reitsma D (1998)

Longterm prevention of skeletal complications of metastatic breast cancer with pamidronate. J Clin Oncol 16: 2038–2044.

[56] Lipton A, Theriault RL, Leff R, Gluck S, Stewart J, Costello S, Simeone J, Seaman J, Knight R, Hefferman M, Reitsma D (1996) Long-term reduction of skeletal complications in breast cancer patients with osteolytic bone metastases receiving hormone therapy, by monthly 90 mg Pamidronate infusions. Proc ASCO: 152 (Abstr. 531).

[57] Saarto T, Blomqvist C, Välimäki M, Mäkelä P, Sarna S, Elooma I (1997) Clodronat improves bone mineral density in postmenopausal breast cancer patients treated with adjuvant antioestogens. Br J Cancer 75: 602–605.

[58] Saarto T, Blomqvist C, Välimäki M, Mäkelä P, Sarna S, Elooma I (1997) Chemical castration induced by adjuvant cyclophosphamide, methotrexate, and fluorouracil chemotherapy causes a rapid bone loss that is reduced by clodronate: A randomized study in premenopausal breast cancer patients. J Clin Oncol 15: 1341–1347.

[59] Delmas PD, Balena R, Confravaux E, Hardouin C, Hardy P, Bremond A (1997) Bisphosphonate Risedronate prevents bone loss in women with artificial menopause due to chemotherapy of breast cancer: A double-blind, placebo-controlled study. J Clin Oncol 15: 955–962.

[60] Elomaa I, Blomqvist C, Gröhn P, Porkka L, Kairento AL, Selander K, Lambert-Allardt C, Holmström T (1983) Long-term controlled trial with diphosphonate in patients with osteolytic bone metastases. Lancet I: 146–149.

[61] Elomaa I, Blomqvist C, Porkka L, Lambert-Allardt C, Borgström GH (1987) Treatment of skeletal disease in breast cancer: A controlled clodronate trial. Bone 8 (Suppl.): 53–56.

[62] Kanis JA, Powles TJ, Paterson AHG, McCloskey EV, Ashley S (1996) Clodronate decreases the frequency of skeletal metastases in women with breast cancer. Bone 19: 663–667.

[63] Van Holten-Verzantvoort ATM, Hermans J, Beex LVAM, Blijham G, Cleton FJ, van Eck-Smit BCF, Sleeboom HP, Papapoulos SE (1996) Does supportive pamidronate treatment prevent or delay the first manifestation of bone metastases in breast cancer patients? Eur J Cancer 32: 450–454.

[64] Ford JM, van Oosterom, Brincker H, Kandra A, Body JJ (1998) Oral pamidronate: Negative results from 3 double-blind, placebo-controlled trials in hypercalcemia, myeloma, and the prevention of bone metastases. Bone 22 (Suppl. 3): Abst. B52.

[65] Diel IJ, Solomayer EF, Costa SD, Gollan C, Goerner R, Wallwiener D, Kaufmann M, Bastert G (1998) Reduction in new metastases in breast cancer with adjuvant clodronate treatment. N Engl J Med 339: 357–363.

[66] Powles TJ, Paterson AHG, Nevantaus A, Legault S, Pajunen M, Tidy VA, Rosenqvist K, Smith IE, Ottestad L, Ashley S, Walsh G, McCloskey E, Kanis JA (1998) Adjuvant Clodronate reduces the incidence of bone metastases in patients with primary operable breast cancer. Proc ASCO 17: Abstr. 468.

[67] Nemoto R, Uchida K, Tsutsumi M, Koiso K, Sigenori S, Tetsuro S (1987) A model of localized osteolysis induced by the MBT-2 tumor in mice and its responsiveness to etidronate disodium. J Cancer Res Clin Oncol 113: 539–543.

[68] Krempien B (1996) Experimental findings on the osteoprotective potential of bisphosphonates against bone metastases and tumor-induced osteopathy: A pleading for an early and preventive administration. In: Orr FW, Singh G (eds.). Bone Metastasis – Mechanisms and Pathophysiology. Landes, Georgetown, TX.

[69] Krempien B, Wingen F, Eichmann T, Müller M, Schmähl D (1988) Protective effect of a prophylactic treatment with the bisphosphonate 3-amino-1-hydroxypropane-1,1-bisphonic acid on the development of tumor osteopathies in rat: experimental studies with the Walker Carcinosarcoma 256. Oncology 45: 41–46.

[70] Wingen F, Eichmann T, Manegold C, Krempien B (1986) Effects of new bisphonic acids on tumor-induced bone destruction in the rat. J Cancer Res Clin Oncol 111: 35–41.

[71] Kostenuik PJ, Orr FW, Suyama K, Singh G (1993) Increased growth rate and tumor burden of spontaneously metastatic Walker 256 cancer cells in the skeleton of bis-bisphosphonate treated rats. Cancer Res 53: 5472–5477.

[72] Müller M, Green JR, Fabbro D (1996) The bisphosphonate pamidronate inhibits the growth of a murine myeloma cell line in syngeneic mice. Proc Am Soc Haematol (Abstr.)

[73] Sasaki A, Boyce BF, Wright KR, Chapman M, Boyce R, Mundy GR, Yoneda T (1995) Bisphosphonate risedronate reduces metastatic human breast cancer burden in nude mice. Cancer Res 55: 3551–3557.

[74] Hall DG, Stoica G (1994) Effect of the bisphosphonate risedronate on bone metasta-ses in a rat mammary adenocarcinoma model system. J Bone Mineral Res 9: 221–230.

[75] Diel IJ, Solomayer E-F, Meisenbacher H, Gollan Ch, Conradi R, Wallwiener D, Bastert G (1997) Elevated serum bone sialoprotein is a potent marker for bone meta-stases. Proc ASCO 17: Abstr. 467.

Korrespondenz: Dr. med. Ingo J. Diel, Priv.-Doz. und gf. Oberarzt, Universitäts-Frauen-klinik Heidelberg, Voss-Straße 9, D-69115 Heidelberg, Deutschland.

Hochdosis-Chemotherapie des Mammacarcinoms

Markus Manz, Wolfram Brugger und *Lothar Kanz*

1. Einleitung

In Europa erkrankt ca. jede neunte Frau an einem Mammacarcinom. 1996 traten ca. 42.000 Neuerkrankungen in der Bundesrepublik Deutschland auf. Davon wurden etwa 25% der Patientinnen in einem lokal fortgeschrittenen Stadium (high-risk) und etwa 14% im metastasierten Stadium diagnostiziert.

Nur 30–60% der Patientinnen mit nodal-positivem Mammacarcinom überleben nach einer sogenannten Standard-Chemotherapie nach 5 Jahren rezidivfrei. Je nach Anzahl der befallenen Lymphknoten beträgt die 10-Jahres-Überlebensrate zwischen 15% und 60% (Buzdar et al. 1989, Valagussa et al. 1978, Fisher et al. 1984, Nemoto et al. 1980, Jones et al. 1987, Garcia-Carbonero et al. 1997). Beim metastasierten Mammacarcinom beträgt das mittlere Gesamtüberleben lediglich 2 Jahre und das 5-Jahres-rezidivfreie Überleben nach anthracyclinhaltiger Chemotherapie maximal 3% (Clark et al. 1987, Greenberg et al. 1996, Tomiak et al. 1996). Diese höchst unbefriedigenden Ergebnisse machen eine Therapieoptimierung dringend erforderlich.

Die Hochdosis-Chemotherapie mit autologer Stammzelltransplantation erscheint hier als vielversprechende neue Therapiemodalität. Auf die theoretischen Grundlagen, die bisher vorliegenden Daten, die derzeit offenen Fragen und laufende Studien zur Hochdosis-Chemotherapie beim Mammacarcinom soll in diesem Kapitel eingegangen werden.

2. Dosis-Wirkungs-Beziehung im präklinischen Modell und in der Standard-Therapie

In präklinischen Untersuchungen konnte in vitro und in vivo für Mammacarcinom-Zellinien eine Dosis-Wirkungs-Beziehung nachgewiesen werden. Insbesondere mit Alkylantien konnte bei einer Dosiseskalation um den Faktor 3–15 häufig eine

Resistenzüberwindung erreicht werden, und es konnte ferner gezeigt werden, daß unter verschiedenen Alkylantien häufig keine Kreuzresistenz besteht (Frei et al. 1989, Teicher et al. 1988, Teicher et al. 1998, Graham et al. 1994).

In retrospektiven klinischen Untersuchungen konnte gezeigt werden, daß eine höhere Gesamtdosis und eine höhere Dosisintensität zu längerem krankheitsfreiem Überleben führt (Bonadonna et al. 1981, Hryniuk und Bush 1984). In prospektiven Untersuchungen wurde die Dosissteigerung von Anthracyclinen (Doxorubicin/Epirubicin) und Cyclophosphamid untersucht. Es fanden sich positive Effekte bezüglich Ansprechen und krankheitsfreiem Überleben in der Dosissteigerung vom unteren in den mittleren Dosisbereich, allerdings fand sich kein Unterschied zwischen mittlerem und oberem Dosisbereich (Bastholt et al. 1996, Wood et al. 1994), so daß eine Schwellendosis vorhanden ist, die nicht unterschritten werden sollte. Jedoch kann die Dosis-Wirkungs-Beziehung im Standard-Therapie-Niveau nur ein Hinweis darauf sein, daß eine Dosis-Wirkungs-Beziehung möglich ist, sie läßt letztlich aber keine sichere Aussage über eine Resistenzüberwindung in der Hochdosis-Chemotherapie mit Dosis-Eskalationen um den Faktor 5–30 zu.

3. Hochdosis-Chemotherapie

Aufgrund sehr guter Ergebnisse in kleinen Studien wird seit Beginn der achtziger Jahre die Hochdosis-Chemotherapie mit autologer Stammzelltransplantation bei Patientinnen mit Hochrisiko oder metastasiertem Mammacarcinom mit zunehmender Häufigkeit durchgeführt. Mit der Indikation Mammacarcinom wurden zwischen 1989 und 1995 dem „North American Autologous Blood and Marrow Registry" in den USA 5.886 autologe Transplantationen und zwischen 1984 und 1996 der „European Bone Marrow Transplantation Solid Tumors Working Party and Registry" 2.839 autologe Transplantationen gemeldet (Antman et al. 1997, Rosti et al. 1997). Damit ist das Mammacarcinom derzeit die häufigste Indikation zur autologen Transplantation.

3.1 Prinzipielles zur Hochdosis-Chemotherapie

Die Dosis-Eskalation der meisten Chemotherapeutika ist in vivo im wesentlichen durch ihre Hämatotoxizität begrenzt. Durch die Transplantation autologer, vor der Hochdosis-Chemotherapie gewonnener Stammzellen kann jedoch die Regeneration der Hämatopoese beschleunigt und damit die dosislimitierende Hämatotoxizität reduziert werden, so daß die Gefahr schwerer Infektionen bei langer Aplasiedauer entscheidend gesenkt werden kann. Zunächst wurde in Analogie zu den allogenen Transplantationen bei hämatologischen Systemerkrankungen den Patienten vor Hochdosis-Chemotherpie operativ Knochenmark entnommen, welches nach erfolgter Chemotherapie i. v. retransfundiert wurde. Mit der Verwendung sogenannter peripherer, zirkulierender Blutstammzellen steht heute ein alternatives Verfahren zur Verfügung, welches die autologe Knochenmarktransplantation nahezu komplett abgelöst hat. Die Stammzellen werden hierbei nach Gabe von hämatopoetischen Wachstumsfaktoren, wie G-CSF (Granulocyte-Colony Stimulating

Factor) (sog. „Steady-state-Mobilisierung"), oder in der Phase der Regeneration nach konventioneller Chemotherapie mit oder ohne Wachstumsfaktoren aus dem Knochenmark in die Circulation ausgeschwemmt und durch eine sogenannte Leucapherese, ein extrakoporales Verfahren zur Anreicherung mononucleärer Zellen, gewonnen. Das Knochenmark bzw. das Leucapheresat wird kryokonserviert und nach erfolgter Chemotherapie retransfundiert. Somit sind die retransfundierten hämatopoetischen Stammzellen nicht der Chemotherapie ausgesetzt und können eine schnelle hämatopoetische Regeneration einleiten. Periphere Blutstammzellen haben, im Gegensatz zu Knochenmarkstammzellen, neben der schonenderen ambulanten Gewinnbarkeit ohne Notwendigkeit einer Narkose einen weiteren entscheidenden Vorteil: Die hämatopoetische Regeneration nach Hochdosis-Chemotherapie findet aufgrund einer etwas unterschiedlichen Stammzellbiologie um zwei bis fünf Tage früher statt als mit Knochenmarkstammzellen. Dies hat entscheidend zur Reduktion der Toxizität und therapieassoziierten Mortalität beigetragen.

3.2 Adjuvante Hochdosis-Chemotherapie

3.2.1 Ausgewählte Phase-II-Studien

Die erste große Phase-II-Studie zur Hochdosis-Chemotherapie bei Patientinnen mit Hochrisiko-Mammacarcinom wurde 1993 von Peters et al. veröffentlicht, 1995 wurde nochmals eine Aktualisierung zu den gleichen Patientinnen publiziert (Peters et al. 1993, 1995): 85 Patientinnnen im Alter zwischen 23 und 56 Jahren (Median 38 J.) mit ≥ 10 befallenen axillären Lymphknoten erhielten nach modifizierter radikaler Mastectomie vier Cyclen CAF (Tab. 1). Zwischen drittem und viertem Cyclus wurde autologes Knochenmark entnommen. Bei 65 Patientinnen wurden nach dem vierten Cyclus zusätzlich periphere Blutstammzellen gewonnen. Anschließend erfolgte eine Hochdosis-Chemotherapie mit Cyclophosphamid, Cisplatin und BCNU mit Retransfusion des autologen Knochenmarks, gefolgt von einer Nachbestrahlung der Thoraxwand und der regionalen Lymphknoten. Rezeptor-positive Patientinnen erhielten Tamoxifen über 5 Jahre. Die Therapie-assoziierte Mortalität bis zum Tag 100 nach Stammzellrückgabe betrug 12%. Nach einer medianen Nachbeobachtungszeit von fünf Jahren betrug das 5-Jahres-ereignisfreie Überleben 71%

Tabelle 1. Hochdosistherapie bei Hochrisikopatientinnen mit Mammacarcinom: Ausgewählte Phase-I/II-Studien

Autor	n	Stadium	HD-Protokoll	Mortalität (%)	DFS (%)	OS (%)	Mediane Beobachtungszeit
Peters et al. 1993/95	85	II-II, ≥10 LK	CBP	12	71	78	5 Jahre
Gianni et al. 1997	63	≥10 LK	Sequentielle HD, u. a. L-PAM	2	57	70	4 Jahre
Bearman et al. 1997	52	4–9 LK	CBP	2	88	82	2,9 Jahre

und das Gesamtüberleben 78%. Diese Ergebnisse wurden mit den Krankheits-verläufen von insgesamt 257 Patientinnen aus drei Studien (CALGB 8541: Hoog-stratten et al. 1976, CALGB 8082: Lichtman et al. 1991 und CALGB 7581: Tomey et al. 1983) mit 10 befallenen axillären Lymphknoten in der gleichen Altersguppe unter konventioneller Therapie verglichen. Hier fand sich ein 5-Jahres-ereignis-freies Überleben zwischen 28% und 34% und ein 5-Jahres-Gesamtüberleben zwischen 37% und 48%.

In einer weiteren Phase-II-Studie (Gianni et al. 1997) wurden 63 Patientinnen mit ≥ 10 befallenen axillären Lymphknoten nach Operation (2/3 modifiziert radi-kale Mastectomie, 1/3 brusterhaltende Operation) einer sequentiellen Hochdosis-Chemotherapie mit Cyclophosphamid, Methotrexat, Cisplatin und Melphalan mit autologer Stammzell-Transplantation zugeführt (Tab. 1). Die therapieassoziierte Mortalität betrug 2%. Alle Patientinnen wurden nachbestrahlt. Es fand sich nach einer medianen Nachbeobachtungszeit von 4 Jahren ein geschätztes 5-Jahres-er-krankungsfreies Überleben von 57% und ein Gesamtüberleben von 70%. Diese Daten wurden mit den Verläufen von 58 Patientinnen mit effektiver Standard-therapie aus dem überlegenen Studienarm einer prospektiven Studie mit konven-tioneller Chemotherapie (4 × Doxorubicin gefolgt von 8 × CMF, Bonadonna et al. 1995) verglichen. Diese retrospektive Kontrollgruppe war bezüglich Alter, Me-nopausenstatus, Rezeptorstatus und Tumorgröße sehr gut mit der Hochdosis-Studiengruppe vergleichbar. In der Hochdosisgruppe waren jedoch signifikant mehr Patientinnen mit > 20 befallenen Lymphknoten. Die 5-Jahres-Wahrschein-lichkeit für Rezidivfreiheit bzw. Gesamtüberleben betrug in der Gruppe mit effek-tiver Standardtherapie 41% bzw. 60%.

Beide Studien (Peters et al. 1993/1995, Gianni et al. 1997) wurden dahingehend kritisiert, daß in den Vergleichsgruppen nicht alle Patientinnen nachbestrahlt wur-den.

In einer weiteren Phase-II-Studie bei Patientinnen mit 4–9 befallenen Lymph-knoten (Bearman et al. 1997) wurde die gleiche Hochdosis-Chemotherapie wie in der o. g. Studie von Peters mit um 25% reduzierter Carmustin-Dosis appliziert. Hier fand sich unter optimierter Supportivtherapie und Transplantation peripherer Stammzellen anstelle von Knochenmark eine im Vergleich zu der o. g. Studie um 10% reduzierte chemotherapieassoziierte Mortalität von 2%. Die Nachbeobach-tungszeit ist zu kurz, um bezüglich des rezidivfreien Überlebens bzw. Gesamt-überlebens Aussagen zu machen.

Aus den großen Melderegistern für autologe Transplantationen, dem „North American Autologous Bone Marrow Transplantation Registry" und dem „European Bone Marrow Transplantation Solid Tumors Registry" stehen gesammelte Daten aus multiplen Phase-I/II-Studien von zahlreichen Zentren zur Verfügung (Antman et al. 1997, Rosti et al. 1997) (Tab. 2). Hier zeigt sich für die Stadien II und III eine Therapie-assoziierte Mortalität von 3% bzw. 2% und ein geschätztes 3-Jahres-rezi-divfreies Überleben von 60–65% bzw. ein geschätztes 3-Jahres-Gesamtüberleben von 70–82%. Diese Daten stehen im Einklang mit oben beschriebenen Phase-II-Studien.

Nach derzeitiger Datenlage aus retrospektiven Studien findet sich in der adju-vanten Situation beim Hochrisiko-Mammacarcinom damit eine Therapie-asso-ziierte Mortalität von ~3%, ein 20–40%-Vorteil bezüglich des erkrankungsfreien

Überlebens und ein 10–35%-Vorteil bezüglich des Gesamtüberlebens zugunsten der Hochdosis-Chemotherapie mit autologem Stammzellsupport. Ob diese Daten auch in großen, prospektiv randomisierten Studien bestätigt werden können, wird derzeit untersucht.

Tabelle 2. Hochdosistherapie bei Hochrisikopatientinnen mit Mammacarcinom: Daten aus North American ABMT-Registry und EBMT Solid Tumors Registry

	n	Stadium	HD-Protokoll	Mortalität % 100 d	Geschätztes 3-Jahres- DFS (%)	Geschätztes 3-Jahres- OS (%)
North American ABMT-Registry (Antman, 1997)	640	II			65	74
	530	III	CT 32% CTCb 29% CBP 16%	3	60	70
	224	Inflamm.			42	52

	n	Stadium	HD-Protokoll	Mortalität % 100 d	3-Jahres- EFS (%)	OS (%)
EBMT-Solid Tumors Registry (Rosti 1997)	508	II–III	–		65	82 (3 J)
	359	Inflamm.	–	2	45	50 (2,2 J)

3.2.2 Phase-III-Studien

Zum jetzigen Zeitpunkt liegen nur die Ergebnisse von zwei kleinen, randomisierten Phase-III-Studien zur Hochdosis- versus Standard-Chemotherapie in der adjuvanten Situation bei Mammacarcinom vor.

Rodenhuis et al. applizierten bei 97 Patientinnen unter 60 Jahren mit histologisch gesichertem, ausgedehnt axillär-nodalem Befall drei Cyclen einer neoadjuvanten dosisintensivierten FEC-Chemotherapie ($FE_{120}C$) (Rodenhuis et al. 1998). Nach Operation wurden 81 Patientinnen mit Ansprechen oder stabiler Erkrankung randomisiert, 41 in den Hochdosisarm und 40 in den Standardarm. Im Standardarm wurde ein weiterer Cyclus $FE_{120}C$ appliziert, gefolgt von Strahlentherapie und Tamoxifen p. o. über zwei Jahre. Im Hochdosisarm wurde im Anschluß an den vierten Cyclus $FE_{120}C$ eine Hochdosischemotherapie mit Cyclophosphamid, Thiotepa und Carboplatin (CTCb) und autologer Blut-Stammzelltransplantation durchgeführt. Anschließend folgte eine Strahlentherapie und Tamoxifen p. o., entsprechend der Therapie im Standardarm (Tab. 3). Es traten keine therapieassoziierten Todesfälle auf. Bei einer medianen Nachbeobachtungszeit von 49 Monaten betrug das erkrankungsfreie Überleben und das Gesamtüberleben in der Standardtherapiegruppe 56% bzw. 72% und in der Hochdosistherapiegruppe 45% bzw. 79%. Diese Unterschiede waren nicht signifikant. Die Studie hätte bei gegebener Patientenzahl mit einer Power von 80% einen 30%-Unterschied im erkrankungsfreien Überleben registriert.

In der zweiten derzeit in Abstract-form publizierten, randomisierten Phase-III-Studie wurden bei Hochrisiko-Mammacarcinom-Patientinnen mit ≥ 10 befallenen axillären Lymphknoten oder ≥ 4 befallenen axillären Lymphknoten nach 4 Cyclen neoadjuvanter Chemotherapie acht Cyclen FAC-Chemotherapie appliziert (Tab. 3). Anschließend wurde in den Hochdosis- bzw. Standardarm randomisiert. Im Hochdosisarm wurde eine Doppel-Hochdosis-Chemotherapie mit Cyclophosphamid, Etoposid und Cisplatin (CEtP) mit Stammzelltransplantation (Knochenmark oder periphere Stammzellen) und Nachbestrahlung durchgeführt. Im Standardarm wurde sofort nachbestrahlt. Rezeptorpositive Patientinnen erhielten im Anschluß in beiden Armen Tamoxifen. 78 Patientinnen wurden randomisiert. Die Gruppen waren bezüglich prognostischer Marker balanciert. Drei Patientinnen im Standardarm erhielten außerhalb der Studie eine Hochdosis-Chemotherapie, sechs Patientinnen im Hochdosisarm erhielten keine Hochdosis-Chemotherapie. Eine Patientin im Hochdosisarm verstarb an einer Sepsis. Nach einer medianen Nachbeobachtungszeit von 53 Monaten war das 4-Jahres-erkrankungsfreie Intervall im Standardarm 55% und im Hochdosisarm 48% nach einer „intent-to-treat"-Analyse, bzw. 52% und 51% nach tatsächlich erhaltener Therapie. Das 4-Jahres-Gesamtüberleben war im Standardarm 68% und im Hochdosisarm 60% nach „intent-to-treat", bzw. 64% und 63% nach tatsächlich erhaltener Therapie. Alle Unterschiede waren nicht signifikant. Diese Studie wurde 1988 begonnen und wegen Rekrutierungsproblemen vorzeitig geschlossen. In diesen beiden Studien konnte die Therapie-assoziierte Mortalität von ~3% für die adjuvante Situation bestätigt werden.

Tabelle 3. Hochdosistherapie bei Hochrisikopatientinnen mit Mammacarcinom: Phase-III-Studien

Autor	n	Protokoll	Mortalität %	DFS (%) 4 Jahre	OS(%) 4 Jahre	p
Rodenhuis et al.	81	$4 \times FE_{120}C$	0	56	72	n.s.
1998		$4 \times FE_{120}C \rightarrow CTCb$	0	45	79	
Hortobagyi et al.	78	$8 \times FAC$	0	52	64	n.s.
1998		$8 \times FAC \rightarrow CEtP \times 2$	2	51	63	

Die beiden Studien sind kritisch zu bewerten, insbesondere die Studie von Hortobagyi et al., in welcher die Hochdosis-Therapie sehr spät, d. h. nach acht Cyclen FAC-Therapie, verabreicht wurde. Möglicherweise bestand zu diesem Zeitpunkt schon eine Chemotherapie-Resistenz der Tumorzellen. In der Studie von Rodenhuis et al. wurden sechs Patientinnen, die in den Hochdosisarm randomisiert wurden, nicht entsprechend behandelt. Dies kann bei kleiner Patientenzahl zu einer erheblichen Verzerrung der „intent-to-treat"-Analyse führen.

Zusammenfassend waren die Hochdosis-Ergebnisse jeweils etwas schlechter als die Ergebnisse der o. g. Phase-II-Studien, die Standard-Therapie Ergebnisse waren jedoch deutlich besser als erwartet.

3.3 Hochdosis-Chemotherapie beim metastasierten Mammacarcinom

3.3.1 Ausgewählte Phase-II-Studien

Zunächst wurde aufgrund der schlechten Prognose der Erkrankung die Hochdosis-Chemotherapie vorwiegend beim metastasierten Mammacarcinom eingesetzt. Schon Ende der achtziger und Anfang der neunziger Jahre lagen etliche Phase-I/II-

Studien zur Hochdosis-Chemotherapie mit autologer Stammzelltransplantation beim metastasierten Mammacarcinom vor (Tab. 4). Es wurden, wie bei der oben beschriebenen adjuvanten Situation, hauptsächlich die Substanzen Cis-/Carboplatin (P/Cb), Thiotepa (T), BCNU (B), Cyclophosphamid (C) und Etoposid (Et) in verschiedenen Kombinationen verwendet. Meist war der Hochdosis-Chemotherapie eine konventionelle Therapie vorangestellt, unter der die Stammzellen gewonnen wurden. Die initial mit ca. 20% inakzeptabel hohe therapieassoziierte Mortalität mit Transplantation von autologem Knochenmark konnte durch die Verwendung von peripheren Blutstammzellen und Verbesserung der begleitenden Therapie auf heute ~5% gesenkt werden. Die objektiven Ansprechraten lagen bei 70–95%, die Anzahl kompletter Remissionen lag zwischen 30% und 55% (Tab. 4). Durch die Applikation eines zweiten, konsolidierenden Hochdosis-Chemotherapieblocks konvertierten in einer Studie 30% der Patientinnen mit partieller Remission nach erster Hochdosis-Chemotherapie in eine komplette Remission (Bitran et al. 1996). Das mittlere Gesamtüberleben lag bei den meisten Studien etwa bei zwei Jahren und ist damit dem Gesamtüberleben unter konventioneller Therapie vergleichbar. Allerdings scheint das 5-Jahres-rezidivfreie Überleben mit in Kaplan-Maier-Kurven angedeutet plateauartigem Verlauf bei 15–25% nach Hochdosis-Chemotherapie der Standardtherapie deutlich überlegen. In Multivarianzanalysen an kleinen Patientengruppen konnte gezeigt werden, daß insbesondere Patientinnen mit metastasiertem Mammacarcinom ohne vorherige adjuvante Chemotherapie, Patientinnen mit mehr als zweijährigem Intervall zwischen Erstdiagnose und Detektion von Metastasen, Patientinnen mit wenig Tumormasse bzw. ausschließlich Weichteilmetastasierung und Patientinnen mit kompletter Remission nach Induktionschemotherapie am ehesten von einer Hochdosis-Chemotherapie bezüglich des progressionsfreien Intervalls profitieren (Williams et al. 1992, Ayash et al. 1995).

Tabelle 4. Hochdosistherapie beim metastasierten Mammacarcinom: Ausgewählte Phase-I/II-Studien

Autor	n	HD-Protokoll	Mortalität %	CR %	OS (Monate)	Beobachtungszeit (Monate)
Peters 1988	22	CBP	23	54	10,1	16
Kennedy 1991	30	CT	0	46	22	30
Williams 1992	27	CT	14	55	15,1	50,4
Antman 1992	29	CTCb	3	45	>20	28
Dunphy 1994	80	2 × CVP	9	55	15	17–56
Ayash 1995	62	CTCb	4,8	29	24	50
Gisselbr. 1996	61	CNMe	11,5	59	26	51
Mittelwert			~7,5%	~47%		

Die Therapieergebnisse der Phase-I/II-Studien stehen in guter Übereinstimmung mit den Sammeldaten des „North American Autologous Bone Marrow Transplant Registry" und des „European Bone Marrow Transplantation Solid Tumors Registry" (Tab. 5). Dies gilt sowohl für die therapieassoziierte Mortalität als auch für das progressionsfreie Überleben und das Gesamtüberleben. Auch hier konnte eine klare Korrelation zwischen Remissionsstatus vor Hochdosis-Chemotherapie, d. h. Ansprechen auf konventionelle Therapie, und Verlauf nach Hochdosis-Chemotherapie hergestellt werden. In der Analyse der NAABMTR war der Verlauf der Patientinnen mit kompletter Remisson versus Patientinnen mit partieller Remission versus Patientinnen mit fehlendem Ansprechen auf konventionelle Therapie bezüglich des progressionsfreien Intervalls und bezüglich des Gesamtüberlebens jeweils signifikant günstiger für die CR- bzw. die PR-Patientinnen (Antman et al. 1997).

Tabelle 5. Hochdosistherapie beim metastasierten Mammacarcinom: Daten aus North American ABMT-Registry und EBMT Solid Tumors Registry

	n	HD-Protokoll	Mortalität % 100 d	Geschätztes 3 J PFS (%) in Abhängigkeit vom Remissionsstatus vor HD	Geschätztes 3 J OS (%) in Abhängigkeit vom Remissionsstatus vor HD
North American ABMT-Registry (Antman, 1997)	3395	CTCb 36% CT 17% CBP 8%	10	alle Pat.: 18 CR: 32 PR: 13 NC + PD: 7	alle Pat.: 30 CR: 46 PR: 29 NC + PD: 16
EBMT-Solid Tumors Registry (Rosti 1997)	1350	–	~2	alle Pat.: ~30 CR: ~50 PR + NC + PD: ~15	alle Pat.: 50 CR: – PR + NC + PD: –

Zusammenfassend findet sich nach derzeitiger Datenlage aus nicht kontrollierten Studien zur Hochdosis-Chemotherapie beim metastasierten Mammacarcinom eine Therapie-assoziierte Mortalität von ~5% und ein mittleres Überleben von etwa zwei Jahren. Der Vorteil scheint darin zu liegen, daß fünf Jahre nach Hochdosis-Chemotherapie 15–25% der Patientinnen weiterhin in kompletter Remission sind. Dies läßt hoffen, daß eventuell für einen Teil der Patientinnen ein langfristiges krankheitsfreies Überleben möglich ist. Besonders günstig erscheint die Prognose von Patientinnen mit chemosensitiver Erkrankung.

3.3.2 Phase-III-Studien

Leider sind bislang nur zwei randomisierte Phase-III-Studien mit jeweils geringen Patientinnenzahlen zur Hochdosis-Chemotherapie beim metastasierten Mammacarcinom publiziert (Tab. 6).

Bezwoda und Mitarbeiter applizierten bei Patientinnen mit unbehandeltem metastasiertem Mammacarcinom entweder eine Stammzell-unterstützte Doppel-Hochdosis-Chemotherapie mit Cyclophosphamid (2400 mg/m^2), Mitoxantron (35–45 mg/m^2) und Etoposid (2500 mg/m^2) (HD-CNV) oder eine Standardtherapie mit

6–8 Cyclen Cyclophosphamid (600 mg/m^2), Mitoxantron (12 mg/m^2) und Vincristin (1,4 mg/m^2) (CNV) (Bezwoda et al. 1995). Alle Patientinnen, die auf die Therapie ansprachen, erhielten Tamoxifen. 90 Patientinnen wurden in die Studie aufgenommen, randomisiert und ausgewertet. Die Studiengruppen waren gut balanciert bezüglich Alter, adjuvanter Vortherapie, Rezeptorstatus und Metastasierung. Es trat keine therapieassoziierte Mortalität auf. Die Rate kompletter Remissionen betrug im Hochdosisarm 51%, im Standardarm 4% (p < 0,01), die Gesamtansprechrate betrug im Hochdosisarm 96%, im Standardarm 53%, das mediane rezidivfreie Überleben betrug 80 Wochen versus 34 Wochen (p < 0,01), das mediane Gesamtüberleben betrug 90 Wochen versus 45 Wochen (p < 0,01), jeweils zugunsten der Hochdosis-Chemotherapie. Nach drei Jahren waren etwa 20% aller Hochdosis-Patientinnen und 40% der Hochdosis-Patientinnen, die nach Hochdosis-Chemotherapie eine komplette Remission erreicht hatten, krankheitsfrei am Leben (Bezwoda et al. 1997).

Die Studie wurde vor allem wegen der ungleichen Hormontherapie und den unbefriedigenden Ergebnissen im Standardarm kritisiert. In dem Hochdosisarm erhielten signifikant mehr Patientinnen Tamoxifen als im Standardarm, da nur Patientinnen mit Ansprechen einer Hormontherapie zugeführt wurden (96% vs. 53%). Der Standardarm lag mit einer CR-Rate von 4% deutlich unter den CR-Raten, die bei einer modernen, anthracyclinhaltigen Therapie zu erwarten sind, und weit unter den CR-Raten von 23%, die von denselben Untersuchern vormals für den Standardarm beschrieben wurden (Bezwoda et al. 1982).

Peters und Mitarbeiter applizierten bei 423 Patientinnen mit chemotherapienaivem, hormon-refraktärem, metastasiertem Mammacarcinom und weniger als drei ossären Metastasen je 2–4 Cyclen Doxorubicin, 5-Fluorouracil und Methotrexat (AFM) (Peters et al. 1996). 98 Patientinnen (23%) erreichten darunter eine komplette Remission und wurden randomisiert, entweder direkt eine konsolidierende Hochdosis-Chemotherapie (Cyclophosphamid 5625 mg/m^2, Cisplatin 165 mg/m^2 und BCNU 600 mg/m^2) (CPB) mit Stammzelltransplantation zu erhalten oder zunächst beobachtet zu werden und erst bei erneuter Progression nach dem gleichen Hochdosis-Protokoll therapiert zu werden. Das erkrankungsfreie Intervall betrug in der Patientengruppe mit sofortiger Hochdosis-Chemotherapie 10,8 Monate versus 3,6 Monate in der Observations-Gruppe (p < 0,008). Das Gesamtüberleben betrug in der Patientengruppe mit sofortiger Hochdosis-Chemotherapie 22,8 Monate versus 38,4 Monate in der Gruppe mit „verzögerter" Hochdosis-Chemotherapie nach Beobachtung und erneuter Progression (p < 0,04). Das geschätzte 5-Jahres-Überleben für alle randomisierten Patientinnen in kompletter Remission betrug 25%, für Patientinnen mit „verzögerter" Hochdosis-Chemotherapie nach erneuter Progression betrug es überraschenderweise 40%. Zusammenfassend war somit in dieser Studie mit „früher" versus „später" Hochdosis-Chemotherapie das erkrankungsfreie Intervall signifikant zugunsten der frühen Hochdosis-Chemotherapie verlängert, wohingegen das Gesamtüberleben in der Gruppe mit später Hochdosis-Chemotherapie länger war. Da in dieser Studie kein Standardarm verfügbar ist, erscheint die Interpretation der Daten schwierig und bleibt rein spekulativ.

Zusammenfassend sind die Verläufe bezüglich des Gesamtüberlebens nach Hochdosis-Chemotherapie der Phase-III-Studien mit denen der Phase-II-Studien vergleichbar, d. h., es konnten übereinstimmend ca. 15–25% aller Patientinnen, die eine Hochdosis-Chemotherapie erhielten, 5 Jahre tumorfrei überleben, wenngleich das Gesamtüberleben der Patientinnen in der Studie von Peters, die ja alle nach konventioneller Therapie in kompletter Remission waren, relativ niedrig erscheint.

3.4 Toxizität

Die zu erwartende Toxizität ist bei allen derzeit verwendeten Hochdosis-Chemotherapien vergleichbar. Gewisse Varianzen ergeben sich in bezug auf die Organtoxizität in Abhängigkeit vom Nebenwirkungsprofil einiger Substanzen, auf die hier nicht im einzelnen eingegangen wird.

Nach Transplantation peripherer Blut-Stammzellen ist mit einer vier- bis achttägigen Zytopeniephase < 500 Leukozyten/µl zu rechnen. Der Anstieg der Leukozyten > 500/µl erfolgt in der Regel am Tag acht bis zehn nach Transplantation, der stabile Anstieg der Thrombozyten > 20.000/µl erfolgt in der Regel zwischen Tag zehn und vierzehn. Annährend alle Patientinnen werden passager Erythrozyten- und Thrombozyten-substitutionspflichtig.

90–100% der Patientinnen entwickeln Übelkeit, diese ist meist pharmakologisch kontrollierbar, nur 10–20% der Patientinnen leiden unter passagerem, nicht beeinflußbarem Erbrechen. Mucositis ≥ WHO-Grad-III ist bei 20–40% der Patientinnen zu erwarten, Diarrhöe ≥ WHO-Grad-III findet sich bei etwa 10–30% der Patientinnen. Bei 70–90% der Patientinnen kommt es zu Fieber in der Zytopenie, welches unter i. v. Breitspektrum-Antibiose in der Regel gut zu beherrschen ist. Ein Infektfokus findet sich nur in 10–30%.

Die Therapie-assoziierte Mortalität liegt derzeit international bei ~3% in der adjuvanten und ~5% in der metastasierten Situation (z. B. Peters et al. 1993, Bezwoda et al. 1995, Gianni et al. 1997, Bearman et al. 1997). Bezüglich möglicher Spättoxizitäten, wie z. B. Sekundärmalignome, liegen derzeit noch keine aussagekräftigen Daten vor.

3.5 Diskussionsstand und offene Fragen

Aufgrund der vielversprechenden Daten aus jeweils kleinen, nicht randomisierten Studien beim Hochrisiko- bzw. metastasierten Mammacarcinom wurden viele Patientinnen dieser neuen Therapiemodalität zugeführt. Durch die gewonnenen Erfahrungen konnte die Durchführbarkeit der Therapie verbessert, d. h. die Toxizität gesenkt werden. Allerdings konnten durch die nicht kontrollierten Studien bezüglich der Effizienz keine verläßlichen Daten gewonneh werden. Allein der NAABMTR und der EBMTR wurden zusammen 8.725 autolog transplantierte Patientinnen gemeldet, wobei nur 11% der Patientinnen in der adjuvanten Hochrisikosituation und 1% der Patientinnen mit metastasierter Erkrankung in randomisierten Studien behandelt wurden. Es ist bekannt, daß Phase-II-Studien häufig mit einem sogenannten Selektions-Bias behaftet sind, d. h., es werden möglicherweise Patientinnen mit schon zu Beginn besserer Prognose eingebracht, so daß der Vergleich der Ergebnisse mit anderen Kollektiven verzerrt wird.

In zwei kürzlich publizierten Studien (Greenberg et al. 1996, Tomiak et al. 1996) wurde retrospektiv das progressionsfreie Überleben und Gesamtüberleben von mehr als 2.600 Patientinnen mit metastasiertem Mammacarcinom untersucht. Das rezidivfreie Gesamtüberleben aller Patientinnen nach fünf Jahren war ~3%. Für Patientinnen, die initial eine komplette Remission erreichten, betrug das rezidivfreie Überleben nach fünf Jahren jedoch 20%. Auch nach zehn Jahren waren noch 10% der Patientinnen mit initialer kompletter Remission rezidivfrei am Leben. Begünstigende Faktoren für eine CR und ein Langzeitüberleben waren Weichteilmetastasen, eine geringe Tumorlast, d. h. wenige Metastasierungsorte, eine anthracyclinhaltige Chemotherapie, ein guter Allgemeinzustand und ein Lebensalter < 50 Jahre. Aus diesen Studien leitet sich ab, daß das Erreichen einer kompletten Remission der wichtigste prognostische Faktor bezüglich des Langzeitüberlebens ist. Dies läßt die Hochdosis-Chemotherapie mit unter konventioneller Therapie bisher nicht erreichbar hohen CR-Raten um 50% vielversprechender erscheinen, wenngleich die biologische Wertigkeit einer CR nach Hochdosis nicht unbedingt einer CR nach konventioneller Therapie gleichzusetzen ist.

Im weiteren wurde dieselbe Patientenpopulation aus o. g. Studie von Greenberg et al. auf übliche Einschlußkriterien (Ansprechen auf Chemotherapie, Alter ~60 Jahre, Organfunktion und Allgemeinzustand) für eine Hochdosis-Chemotherapie untersucht (Rahman et al. 1997). Von 1.581 Patientinnen waren 645 potentiell für eine Hochdosis-Chemotherapie geeignet. Die CR-Rate war 27% bei den potentiellen Hochdosis-Patientinnen und 7% bei den Patientinnen mit Ausschlußkriterien. Entsprechend betrug das Gesamtüberleben nach fünf Jahren für die Hochdosis-Kandidatinnen 27% bzw. 6% für die Patientinnen mit Ausschlußkriterien.

Eine ähnliche Untersuchung wurde bei Hochrisiko-Mammacarcinom-Patientinnen mit mehr als 10 befallenen Lymphknoten durchgeführt (Garcia-Carbonero et al. 1997). Von 171 Patientinnen erfüllten 128 die Standard-Einschlußkriterien für eine Hochdosis-Chemotherapie. Alle Patientinnen erhielten Standard-Chemotherapie (CMF oder anthracyclinhaltige Regime), ca. die Hälfte wurde nachbestrahlt. Nach einer mittleren Nachbeobachtungszeit von 4,4 Jahren war das rezidivfreie Überleben und das Gesamtüberleben nach 5 Jahren 36,6% bzw. 55,4% in der Gruppe der Hochdosis-Kandidatinnen und 15,8% bzw. 22,7% bei Patientinnen mit Ausschlußkriterien für eine Hochdosis-Chemotherapie ($p < 0,05$ bzw. $p < 0,01$). Ferner verglichen die Autoren 39 Patientinnen, welche in gleicher Erkrankungssituation tatsächlich Hochdosis-Chemotherapie mit Stammzelltransplantation erhielten, mit den potentiellen Hochdosis-Kandidatinnen. Es wurde bezüglich erkrankungsfreiem Überleben und Gesamtüberleben kein Unterschied gefunden, bei allerdings kurzer Nachbeobachtungszeit für die Hochdosis-Gruppe.

In dem SEER-Registry (American Surveillance, Epidemiology, and End Results Registry) werden Überlebensdaten unabhängig von der applizierten Therapie gesammelt. Es wird davon ausgegangen, daß allenfalls 30% der SEER-Patientinnen in der adjuvanten Situation eine Hochdosis-Chemotherapie erhielten. Bezüglich der Patientenzahlen sind das SEER- und das NAABMT-Register ausgewogen. Der Vergleich der gesammelten Überlebensdaten dieser Register in der adjuvanten Situation ergibt keinen wesentlichen Überlebensunterschied im Stadium II und beim inflammatorischen Mammacarcinom. Im Stadium III scheint ein Unterschied von 14% zugunsten der transplantierten Patientinnen zu bestehen (Ravdin et al. 1998).

Tabelle 6. Hochdosistherapie beim metastasierten Mammacarcinom: Phase-III-Studien

Autor	n	Protokoll	Mortalität %	CR %	TTP	p	OS	p
Bezwoda et al. 1995	90	6–8 × CNV 8 × HD-CNV	0 0	4,4 51	34 Wochen 80 Wochen	< 0,01	45 Wochen 90 Wochen	< 0,01
Peters et al. 1996	98	AFM → CR → bei Rezidiv CBP AFM → CR → CBP	– –	– –	3,6 Monate 10,8 Monate	0,008	38,4 Monate 22,8 Monate	0,04

Tabelle 7. Selektierte, international aktive Phase-III-Protokolle

Stadium	Studie	Kontroll-Arm	Hochdosis-Arm	Fallzahl
≥ 4 LK	INT Mailand, Italien	Epi × 3, CMF × 6	Sequentielle HD	200
4–9 LK	S9623, USA	A × 3, Tx × 3, C × 3	AC × 4, CTCb oder CPB	1000
≥ 5 LK	SBG, Schweden	eskaliert FEC × 9	FEC × 3, CTCb	500
≥ 8 LK	PEGASE 01, Frankreich	FEC × 4	FEC × 4, CMtL	240
≥ 10 LK	INT-0121, USA	CAF × 6	CAF × 6, CT	534
≥ 10 LK	INT-0163, USA	CAF × 4, standard CPB	CAF × 4, CPB	760
St. IV (nur CR)	Duke, USA	AFM × 4, CBP bei Rez.	AFM × 4, CPB	80
St. IV (nur oss.)	Duke, USA	AFM × 4, RT, CPB bei Rez.	AFM × 4, RT, CPB	
St. IV	PBT-01, USA	CMF/CAF × 4–6, CMF × 2 J	CMF/CAF × 4–6, CTCb	587
St. IV	PEGASE 03, Frankreich	FEC × 4	FEC × 4, CT	
St. IV	EBDIS, Irland	DT × 4, CMF × 4	DT × 3, EtlCb × 1, CT × 1	264

Zusammenfassend unterstreichen diese Retrospektivuntersuchungen die eingeschränkte Aussagekraft von Phase-I/II-Studien und damit die dringende Notwendigkeit von prospektiven, randomisierten Studien.

In diesen Studien muß in allererster Linie die Wertigkeit der Hochdosis-Chemotherapie gegenüber einer modernen Standardtherapie geklärt werden. Es ist unklar, ob mit derzeit verfügbaren, möglicherweise effektiveren Chemotherapeutika bessere Ergebnisse in der Standard-Therapie erzielt werden können als mit gängigen Therapieprotokollen in historischen Kontrollkollektiven.

Ferner muß untersucht werden, welche Subgruppe von Patientinnen möglicherweise den größten Nutzen von einer Hochdosis-Chemotherapie hat, welches Hochdosis-Protokoll am effektivsten ist, ob möglicherweise Doppel-Hochdosis-Chemotherapien den Einfach-Hochdosis-Therapien überlegen sind, zu welchem Zeitpunkt die Dosis-Intensivierung erfolgen sollte, und schließlich, ob die potentielle Retransfusion maligner Zellen im Transplantat von Bedeutung für das Auftreten eines Rezidivs ist.

3.6 Aktive Phase-III-Protokolle

Seit Mitte der neunziger Jahre werden etliche prospektiv randomisierte Multicenterstudien durchgeführt. Wesentliche internationale Studien sind in Tab. 7, die in Deutschland aktiven Studien sind in Tab. 8 aufgeführt. Die Rekrutierung wird in den meisten Studien bei optimalem Verlauf zwischen den Jahren 1998 und 2001 abgeschlossen sein, so daß in diesen Jahren auch erste Interimanalysen zu erwarten sind. 2-Jahres- und 5-Jahres-Ergebnisse, d. h., die endgültigen Auswertungen, werden zwischen den Jahren 2000 und 2005 vorliegen.

In der adjuvanten Situation werden in den Kontrollarmen sämtliche modernen anthracyclinhaltigen Chemotherapien in Kombination mit einer Nachbestrahlung eingesetzt, so daß davon ausgegangen werden kann, daß in den Kontrollarmen adäquate, unter Standardtherapie übliche Ergebnisse erzielt werden. In der von uns initiierten Studie im Rahmen der Interdisziplinären Mammacarcinom-Arbeitsgruppe (IMA) werden Patientinnen mit Stadium-II-Mammacarcinom und Befall von ≥ 10 Lymphknoten randomisiert entweder mit vier Cyclen EC und drei Cyclen CMF mit zwischengeschalteter Bestrahlung behandelt, oder sie erhalten zwei Cyclen VIP-E-Chemotherapie (Etoposid, Ifosfamid, Cisplatin, Epirubicin), gefolgt von einer Hochdosis-Chemotherapie nach dem VIC-Protokoll (Etoposid, Ifosfamid, Carboplatin) mit anschließender Stammzelltransplantation und Nachbestrahlung (Abb. 1). Alle Patientinnen erhalten eine Hormontherapie. Im Dez. 1998 waren 98 Patientinnen randomisiert. Die Hochdosistherapie ist entsprechend früherer Phase-I/II-Protokolle mit geringer Toxizität behaftet, es traten bisher keine therapieassoziierten Todesfälle auf. Patientinnen mit Stadium-III-Mammacarcinom mit ≥ 10 befallenen Lymphknoten werden im Rahmen der durch die IMA initiierten, randomisierten Phase-III-Studie entweder mit einer Doppel-Hochdosis-Chemotherapie (Cyclophosphamid/Carboplatin, gefolgt von Thiotepa/Mitxantron) oder mit einer Standard-Chemotherapie (3 × EC, gefolgt von 3 × CMF) behandelt.

Auch in der metastasierten Situation werden in den derzeit aktiven internationalen und nationalen Studien erwartungsgemäß effektivere Kontrollarme eingesetzt

Tabelle 8. In Deutschland aktive Phase-III-Protokolle

Stadium	Studie	Kontroll-Arm	Hochdosis-Arm	Fallzahl
≥ 10 LK	GABG Zander, Hamburg	EC × 4, CMF × 3	EC × 4, CTMt	420
≥ 10 LK St. II	GABG-IMA Kanz, Tübingen	EC × 4, CMF × 3	VIP-E × 2, EtlCb (HD-VIC)	320
≥ 10 LK St. III	GABG-IMA Seeber/Klaassen, Essen	EC × 3, CMF × 3	EC × 3, CCb × 1, TMt × 1	300
St. IV	Zander, Hamburg	Etx/AC/EC/FAC/CMF × 0–6, CTCb × 1	Etx/AC/EC/FAC/CMF × 0–6, CTCb × 2	320
St. IV	Possinger, Berlin	DTx × 4–6 bei Progression CR: CNV × 2	CNV × 2 bei Progression CR: DTx × 4–6	470
St. IV	Kanz, Tübingen GEBDIS	DT × 6, bei Progression PR, CR: EtlCb (HD-VIC) × 1, CT × 1	DT × 3, EtlCb (HD-VIC) × 1, CT × 1	316

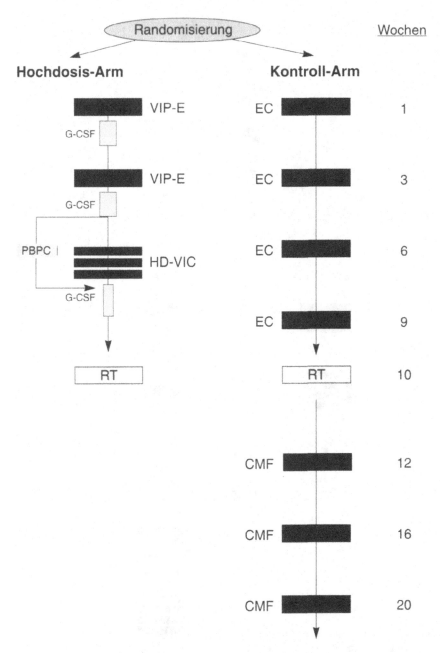

Abb. 1. IMA-Studie (Stadium II). EC = Epirubicin/Cyclophosphamid, CMF = Cyclo-
phosphamid/Methotrexat/Fluorouracil, VIP-E = Etoposid/Ifosfamid/Cisplatin/Epirubicin,
HD-VIC = HD Vepesid/Ifosfamid/Carboplatin, RT = Strahlentherapie, PBPC = Peripheral
Blood Progenitor Cells

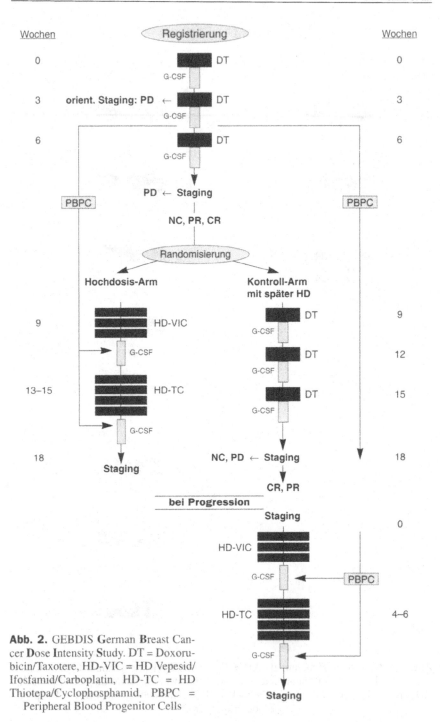

Abb. 2. GEBDIS German Breast Cancer Dose Intensity Study. DT = Doxorubicin/Taxotere, HD-VIC = HD Vepesid/Ifosfamid/Carboplatin, HD-TC = HD Thiotepa/Cyclophosphamid, PBPC = Peripheral Blood Progenitor Cells

(Tab. 7). Ebenso wird überprüft, ob Zweifach-Hochdosis-Chemotherapie einer Einfach-Hochdosis-Chemotherapie überlegen ist und zu welchem Zeitpunkt, in Anlehnung an die o. g. Studie (Peters et al. 1996), eine Hochdosis-Chemotherapie durchgeführt werden sollte. In der von uns initiierten German Breast Cancer Dose Intensity Study (GEBDIS) erhalten alle Patientinnen zunächst drei Cyclen einer Docetaxel- und Adriamycin-haltigen Chemotherapie. Anschließend werden Patientinnen, welche nicht progredient sind, randomisiert und erhalten dann entweder weitere drei Cyclen Docetaxel und Adriamycin, oder sie erhalten eine Doppel-Hochdosis-Chemotherapie, bestehend aus Etoposid, Ifosfamid und Carboplantin (HD-VIC), gefolgt von Thiotepa und Cyclophosphamid (HD-TC). Die Patientinnen, die im Standardarm eine Remission erreichen, erhalten nach erneuter Progression die gleiche Doppel-Hochdosis-Chemotherapie (Abb. 2). In diese Studie wurden von August 1997 bis Dez. 1998 145 Patientinnen aufgenommen. Die Phase-II-Daten zur Toxizität der Doppel-Hochdosis-Chemotherapie scheinen sich zu bestätigen (Manz et al. 1998). Das GEBDIS-Studienkonzept erscheint uns aus mehreren Gründen besonders attraktiv. Zum einen wird bezüglich der Zeit bis zur Progression eine der effektivsten Standard-Therapien, bestehend aus Docetaxel und Adriamycin, mit einer Hochdosis- Therapie verglichen, d. h. daß auch zum Zeitpunkt der Studienauswertung die Kontrolltherapie vermutlich nicht überholt sein wird. Zum anderen werden sich im Zusammenhang mit der European Breast Cancer Dose Intensity Study (EBDIS), in der die gleichen Einschlußkriterien vorliegen und in der die gleiche Hochdosis-Chemotherapie appliziert wird, die Ergebnisse ohne Hochdosis-Chemotherapie beurteilen lassen, da im EBDIS-Standardarm keine späte Hochdosis-Chemotherapie vorgesehen ist (Tab. 7).

4. Zusammenfassung

Für das Hochrisiko- und das metastasierte Mammacarcinom liegen sehr hoffnungsvolle Phase-II-Daten zur Hochdosis-Chemotherapie mit autologer Stammzelltransplantation vor. Durch diese Therapie konnte in der metastasierten Situation eine hohe Zahl an kompletten Remissionen erreicht werden, und es fand sich eine deutliche Verbesserung des rezidivfreien und des Gesamtüberlebens im Vergleich zu historischen Patientinnengruppen. Die Daten kleiner randomisierter Studien liefern widersprüchliche Aussagen zur Wertigkeit dieser Therapie. Wahrscheinlich wird die Hochdosis-Chemotherapie für eine bestimmte Patientinnen-Subgruppe einen deutlichen Vorteil zeigen und sich in der Klinik etablieren. Klarheit werden jedoch nur die derzeit laufenden Phase-III-Studien bringen. Um eine möglichst rasche Rekrutierung zu gewährleisten, ist hier eine enge interdisziplinäre Zusammenarbeit zwischen gynäkologischen und internistischen Onkologen dringend erforderlich.

Literatur

[1] Antman KH, Rowlings PA, Vaughan WP, Peltz CJ, Fay JW, Fields KK, Freytes CO, Gale RP, Hillner BE, Holland HK, Kennedy HK, Klein JP, Lazarus HM, McCarthy PL, Saez R, Spitzer G, Stadtmauer EA, Williams SF, Wolff S, Sobocinski KA, Armitage JO, Horowitz MM (1997) High-dose chemotherapy with autologous hema-

topoietic stem-cell support for breast cancer in North America. J Clin Oncol 15: 1870–1879.

[2] Ayash LJ, Wheeler C, Fairclough D, Schwartz G, Reich E, Warren D, Schnipper L, Antman K, Frei 3rd E, Elias A (1995) Prognostic factors for prolonged progression-free survival with high-dose chemotherapy with autologous stem-cell support for advanced breast cancer. J Clin Oncol 13: 2043–2049.

[3] Bastholt L, Dalmark M, Gjedde SB, Pfeiffer P, Pedersen D, Sandberg E, Kjaer M, Mouridsen HAT, Rose C, Nielsen OS, Jakobsen P, Bentzen SM (1996) Dose-response relationship of epirubicin in the treatment of postmenopausal patients with metastatic breast cancer. A randomized study of epirubicin at four different dose levels performed by the Danish Breast Cancer group. J Clin Oncol 14: 1146–1155.

[4] Bearman SI, Overmoyer BA, Bolwell BJ, Taylor CW, Shpall EJ, Cagnoni PJ, Mechling BE, Ronk B, Baron AE, Purdy MH, Ross M, Jones RB (1997) High-dose chemotherapy with autologous peripheral blood progenitor cell support for primary breast cancer in patients with 4–9 involved axillary lymph nodes. Bone Marrow Transplant 20: 931– 937.

[5] Bezwoda W, Dansey R, Seyman C (1982) First line chemotherapy of advanced breast cancer with mitoxantrone, cyclophosphamide and vincristine. Oncology 46: 836–839.

[6] Bezwoda WR, Seymour L, Dansey RD (1995) High-dose chemotherapy with hematopoietic rescue as primary treatment for metastatic breast cancer: A randomized trial. J Clin Oncol 13: 2483–2489.

[7] Bezwoda WR (1997) Toward more active chemotherapy regimes: High-dose chemotherapy in the treatment of metastatic breast cancer. The Breast Journal 3 (Suppl.): 69–76.

[8] Bitran JD, Samuels B, Klein L, Hanauer S, Johnson L, Martinec J, Harris E, Kempler J, White W (1996) Tandem high-dose chemotherapy supported by hematopoietic progenitor cell yields prolonged survival in stage IV breast cancer. Bone Marrow Transplant 17: 157–162.

[9] Bonadonna G, Valagussa P (1981) Dose-response effect of adjuvant chemotherapy in breast cancer. N Engl J Med 304: 10–15.

[10] Bonadonna G, Zambetti M, Valagussa P (1995) Sequential or alternating doxorubicin and CMF regims in breast cancer with more than three positive nodes. Ten year results. JAMA 273: 542–547.

[11] Broun ER, Sridhara R, Sledge GW, Loesch D, Kneebone PH, Hanna N, Hromas R, Cornetta K, Einhorn LH (1995) Tandem autotransplantation for the treatment of metastatic breast cancer. J Clin Oncol 13: 2050–2055.

[12] Buzdar AU, Kau SW, Smith TL, Hortobagyi GN (1989) Ten-year results of FAC adjuvant chemotherapy trial in breast cancer. Am J Clin Oncol 12: 123–128.

[13] Clark G, Sledge GW, Osborne CK, McGuire WL (1987) Survival from first recurrence: Relative importance of prognostic factors in 1015 breast cancer patients. J Clin Oncol 5: 55–61.

[14] Dunphy FR, Spitzer G, Fornoff JE, Yau JC, Huan SD, Dicke KA, Buzdar AU, Hortobagyi GN (1994) Factors predicting long-term survival for metastatic breast cancer patients treated with high-dose chemotherapy and bone marrow support. Cancer 7: 2157– 2167.

[15] Fields KK, Elfenbein GJ, Lazarus HM, Cooper BW, Perkins JB, Creger RJ, Ballester OF, Hiemenz JH, Janssen WE, Zorsky PE (1995) Maximum tolerated doses of ifosfamide, carboplatin, and etoposide given over six days followed by autologous stem-cell rescue: Toxicity profile. J Clin Oncol 13: 323–332.

[16] Fisher E, Sass R, Fisher B (1984) Pathologic findings form the national surgical adjuvant project for breast cancers (protocol no. 4). Cancer 53: 712–723.

[17] Frei E, Antman K, Teicher B, Eder P, Schnipper L (1989) Bone marrow autotransplantation for solid tumors – Prospects. J Clin Oncol 7: 515–526.

[18] Garcia-Carbonero R, Hidalgo M, Paz-Ares L, Calzas J, Gomez H, Guerra JA, Hitt R, Hornedo R, Cortes-Funes H (1997) Patient selection in high-dose chemotherapy trials: Relevance in high-risk breast cancer. J Clin Oncol 15: 3178–3184.

[19] Gianni AM, Siena S, Bregni M, Di Nicola M, Orefice S, Cusumano F, Salvadori B, Luini A, Greco M, Zucali R, Rilke F, Zambetti M, Valagussa P, Bonadonna G (1997) Efficacy, Toxicity, and applicability of high-dose sequential chemotherapy as adjuvant treatment in operable breast cancer with 10 or more involved axillary nodes: Five-year results. J Clin Oncol 15: 2312–2321.

[20] Gisselbrecht C, Extra JM, Lotz JP, Devaux Y, Janvier M, Peny AM, Guillevin L, Bremond D, Delain M, Herbrecht R, Lepage E, Maraninchi D (1996) Cyclophosphamide/mitoxantrone/melphalan (CMA) regimen prior to autologous bone marrow transplantation (ABMT) in metastatic breast cancer. Bone Marrow Transplant 18: 857–863.

[21] Graham CH, Kobayashi H, Stankiewicz KS, Man S, Kapitain SJ, Kerbel RS (1994) Rapid acquisition of multicellular drug resistance after a single exposure of mammary tumor cells to antitumor alkylating agents. J Natl Cancer Inst 86: 975–982.

[22] Greenberg PA, Hortobagyi GN, Smith TL, Ziegler LD, Frye DK, Buzdar AU (1996) Long-term follow-up of patients with complete remission following combination chemotherapy for metastatic breast cancer. J Clin Oncol 14: 2197–2205.

[23] Hoogstratten B, George S, Samal B (1976) Combination chemotherapy and adriamycin in patients with advanced breast cancer. Cancer 38: 13–20.

[24] Hortobagyi GN, Bodey GP, Buzdar AU, Frye D, Legha SS, Malik R, et al. (1987) Evaluation of high-dose versus standard FAC chemotherapy for advanced breast cancer in protected environment units: A prospective randomized study. J Clin Oncol 5: 354–364.

[25] Hortobagyi GN, Buzdar AU, Champlin R, Gajewski J, Holmes FA, Booser D, Valero V, Theriault RL (1998) Lack of efficacy of adjuvant high-dose (HD) tandem combination chemotherapy (CT) for high-risk primary breast cancer (HRPBC) – A randomized trial. Proc ASCO 17: A471.

[26] Hryniuk W, Bush H (1984) The importance of dose intensity in chemotherapy in metastatic breast cancer. J Clin Oncol 2: 1281–1288.

[27] Jones SE, Moon TE, Bonadonna G, Valagussa P, Rivkin S, Buzdar A, Montague E, Powles T (1987) Comparison of different trials of adjuvant chemotherapy in stage II breast cancer using a natural history data base. Am J Clin Oncol (CCT) 10: 387–395.

[28] Kennedy MJ, Beveridge RA, Rowley SD, Gordon GB, Abeloff MD, Davidson NE (1991) High-dose chemotherapy with reinfusion of purged autologous bone marrow following dose-intense induction as initial therapy for metastatic breast cancer. J Natl Cancer Inst 83: 920–926.

[29] Kobayashi H, Man S, Graham CH, Kapitain SJ, Teicher BA, Kerbel RS (1992) Acquired multicellular-mediated resistance to alkylating agents in cancer. Proc Natl Acad Sci USA 90: 3294–3298.

[30] Lichtman SM, Budman D, Bosworth S, Allen S, Schulman P, Weiselberg L, Weiss R, Lehrman D, Vinciguerra V (1991) Adjuvant therapy of stage II breast cancer treated with CMFVP, radiation therapy and VATH following lumpectomy. Am J Clin Oncol 14: 317–321.

[31] Manz M, Brümmendorf TH, Scheding S, Brugger W, Kanz L (1998) Phase I/II study of double high-dose chemotherapy with PBPC-transplantation after docetaxel/adriamycin induction in patients with primary stage III/IV breast cancer. Proc ASCO 17: A602.

[32] Nemoto T, Vana J, Bedawani RN, Baker HW, McGregor FH, Murphy GP (1980) Management and survival of female breast cancer: Results of a national survey by the American College of Surgeons. Cancer 45: 2917–2924.

[33] Peters WP, Ross M, Vredenburgh JJ, Meisenberg B, Marks LB, Winer E, Kurtzberg J,

Bast RC, Jones R, Shpall E, Wu K, Rosner G, Gilbert C, Mathias B, Coniglio D, Petros W, Henderson IC, Norton L, Weiss RB, Budman D, Hurd D (1993) High-dose chemotherapy and autologous bone marrow support as consolidation after standard-dose adjuvant therapy for high-risk primary breast cancer. J Clin Oncol 11: 1132–1143.

[34] Peters WP, Berry D, Vredenburgh JJ, Hussein A, Rubin P, Elkordy M, Ross M, Henderson IC, Budman D, Norton L, Weiss R, Hurd D (1995) Five year follow-up of high dose combination alkylating agents with ABMT as consolidation after standard-dose CAF for primary breast cancer involving greater than or equal to 10 axillary lymph nodes. Proc ASCO: A933.

[35] Peters WP, Jones RB, Vredenburgh J, Shpall EJ, Hussein A, Elkordy M, Rubin P, Ross M, Berry D (1996) A large, prospective, randomized trial of high-dose combination alkylating agents (CPB) with autologous cellular supports (ABMT) as consolidation for patients with metastatic breast cancer achieving complete remission after intensive doxorubicin-based induction therapy (AFM). Proc ASCO 15: A149.

[36] Rahman ZU, Frye DK, Buzdar AU, Smith TL, Asmar L, Champlin RE, Hortobagyi GN (1998) Impact of selection process on response rate and long-term survival of potential high-dose chemotherapy candidates treated with standard-dose doxorubicin-containing chemotherapy in patients with metastatic breast cancer. J Clin Oncol 15: 3171–3177.

[37] Ravdin PM, Callander NS (1998) Correspondence: Registry results and high-dose therapy. J Clin Oncol 16: 387–388.

[38] Rodenhuis S, Richel DJ, van der Wall E, Schornagel JH, Baars JW, Koning CCE, Peterse JL, Borger JH, Nooijen WJ, Bakx R, Dalesio O, Rutgers E (1998) Randomized trial of high-dose chemotherapy and hematopoietic progenitor-cell support in operable breast cancer with extensive lymphe node involvement. Lancet 352: 515–521.

[39] Rosti G, Ferrante P, Chauvin F, Buclon M, Abdelbost Z, Ruiz de Elvira MC, Singrelin P, Chesnel V (1997) EBMT: Solid tumor working party and registry. 1997 Report: 41–53.

[40] Somlo G, Dordshow JH, Forman S, Leong LA, Margolin KA, Morgan Jr RJ, Raschko JW, Akman SA, Ahn C, Nagasawa S, Harrison J (1994) High-dose doxorubicin, etoposide, and cyclophosphamide with stem cell reinfusion in patients with metastatic or high-risk primary breast cancer. City of Hope Bone Marrow Oncology Team. Cancer 73: 1678–1685.

[41] Teicher BA, Ara G, Deyses SR, Herbst RS, Frei 3rd E (1998) Acute in vivo resistance in high-dose therapy. Clin Cancer Res 4: 483–491.

[42] Tomiak E, Piccart M, Mignolet F, Sahmoud T, Paridaens R, Nooy M, Beex L, Fentiman IS, Muller A, van der Schueren E, Rubens RD (1996) Characterisation of complete responders to combination chemotherapy for advanced breast cancer: A retrospective EORTC breast group study. Europ J Cancer 32A: 1876–1887.

[43] Tormey DC, Weinberg VE, Holland JF, et al. (1983) A randomized trial of five and three drug chemotherapy and chemoimmunotherapy in women with operable node positive breast cancer. J Clin Oncol 1: 138–145.

[44] Valagussa P, Bonadonna G, Veronesi U (1978) Patterns of relapse and survival following radical mastectomy: Analysis of 716 consecutive patients. Cancer 41: 1170–1178.

[45] Williams SF, Mick R, Desser R, Golick J, Beschorner J, Bitran JD (1989) High-dose consolidation therapy with autologous stem cell rescue in stage IV breast cancer. J Clin Oncol 7: 1824–1830.

[46] Williams SF, Gilewski T, Mick R, Bitran JD (1992) High-dose consolidation therapy with autologous stem-cell rescue in stage IV breast cancer: Follow-up report. J Clin Oncol 10: 1743–1747.

[47] Wood WC, Budman DR, Korzun AH, Cooper MR, Younger J, Hart RD, Moore A, Ellerton JA, Norton L, Ferree CR, Ballow AC, Frei 3rd E, Henderson IC (1994) Dose

and dose intensity of adjuvant chemotherapy for stage II, node-positive breast carcinoma. N Engl J Med 330: 1253–1259.

Korrespondenz: Dr. med. Markus Manz, PD Dr. med. Wolfram Brugger, Prof. Dr. med. Lothar Kanz, Medizinische Klinik II, Universität Tübingen, Otfried-Müller-Straße 10, D-72076 Tübingen, Deutschland. Tel.: + 49-7071-2982726, Fax: + 49-7071-293671, E-Mail: markus. manz@uni-tuebingen.de.

SpringerMedizin

Monique Weissenberger-Leduc

Handbuch der Palliativpflege

1997. XV, 132 Seiten.
Broschiert DM 28,–, öS 198,–, sFr 26,–
ISBN 3-211-82939-3

Das Handbuch der Palliativpflege befaßt sich systematisch mit der Linderung von Beschwerden im letzten Lebensabschnitt des Menschen, wobei physische, psychische und soziale Aspekte als integrative Einheit gesehen werden. Die. Autorin, eine diplomierte Krankenschwester mit langjähriger Praxiserfahrung, gibt in knapper und anschaulicher Form fachliche Pflegehinweise für Alltagssituationen mit Schwerkranken und Sterbenden. Konkrete Fachinformationen sowie ihre theoretischen Grundlagen sind in übersichtliche Abschnitte gegliedert.

Schmerzbekämpfung und Schmerzlinderung sind die zentralen Themen des Handbuches, weitere Kapitel sind der Bewältigung anderer quälender Symptome, wie z.B. Dysphagie, Schlaflosigkeit, Appetitlosigkeit oder Angstzustände, gewidmet. Die im Handbuch zusammengefaßten konkreten Pflegemaßnahmen können die Versorgung von Patienten im letzten Lebensabschnitt – und damit ihre Befindlichkeit – spürbar verbessern.

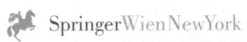 SpringerWienNewYork

Sachsenplatz 4–6, P.O.Box 89, A-1201 Wien, Fax +43-1-330 24 26
e-mail: books@springer.at, Internet: http://www.springer.at
New York, NY 10010, 175 Fifth Avenue • D-14197 Berlin, Heidelberger Platz 3
Tokyo 113, 3–13, Hongo 3-chome, Bunkyo-ku

SpringerMedizin

Walter König (Hrsg.)

Krebs – Ein Handbuch für Betroffene, Angehörige und Betreuer

Zweite, erweiterte Auflage
1998. XXII, 258 Seiten.
Broschiert DM 57,–, öS 398,–, sFr 52,–
ISBN 3-211-83025-1

Dieses Buch soll Krebspatienten und ihre Angehörigen in der Auseinandersetzung mit der Erkrankung entlasten und professionelle Helfer verschiedener Berufsgruppen in ihrer Zusammenarbeit unterstützen. Es wendet sich an Fachleute ebenso wie an Laien und bietet entscheidende Informationen, damit die Patienten bessere Kontrolle über ihr Leben und soziale Unterstützung finden können.

„... stellt auch die zweite Auflage eine gelungene Zusammenstellung aller bei Krebskrankheit relevanten Fragen und Probleme durch 20 ... Autoren dar. Es gibt jedem, der ... mit einer Krebskrankheit zu tun hat, umfassende Informationen."
GAMED

„... Behutsam, praxisnah nachvollziehbar und doch mit hoher Dichte und Klarheit werden die verschiedenen Ansätze dargestellt und miteinander in Beziehung gebracht ..."
Lazarus

„... von solch gutgeschriebenen Thematiken kann man nie genug lesen."
AHOP-News

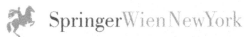
SpringerWien NewYork

Sachsenplatz 4-6, P.O. Box 89, A-1201 Wien, Fax +43-1-330 24 26
e-mail: books@springer.at, Internet: http://www.springer.at
New York, NY 10010, 175 Fifth Avenue • D-14197 Berlin, Heidelberger Platz 3
Tokyo 113, 3–13, Hongo 3-chome, Bunkyo-ku

Springer-Verlag
und Umwelt

ALS INTERNATIONALER WISSENSCHAFTLICHER VERLAG sind wir uns unserer besonderen Verpflichtung der Umwelt gegenüber bewußt und beziehen umweltorientierte Grundsätze in Unternehmensentscheidungen mit ein.

VON UNSEREN GESCHÄFTSPARTNERN (DRUCKEREIEN, Papierfabriken, Verpackungsherstellern usw.) verlangen wir, daß sie sowohl beim Herstellungsprozeß selbst als auch beim Einsatz der zur Verwendung kommenden Materialien ökologische Gesichtspunkte berücksichtigen.

DAS FÜR DIESES BUCH VERWENDETE PAPIER IST AUS chlorfrei hergestelltem Zellstoff gefertigt und im pH-Wert neutral.